JN007709

教えて！栄養素男子

気になる
あの栄養素が
よくわかる

〔監修〕
女子栄養大学
栄養クリニック
〔イラスト〕
奥田直子

日本図書センター

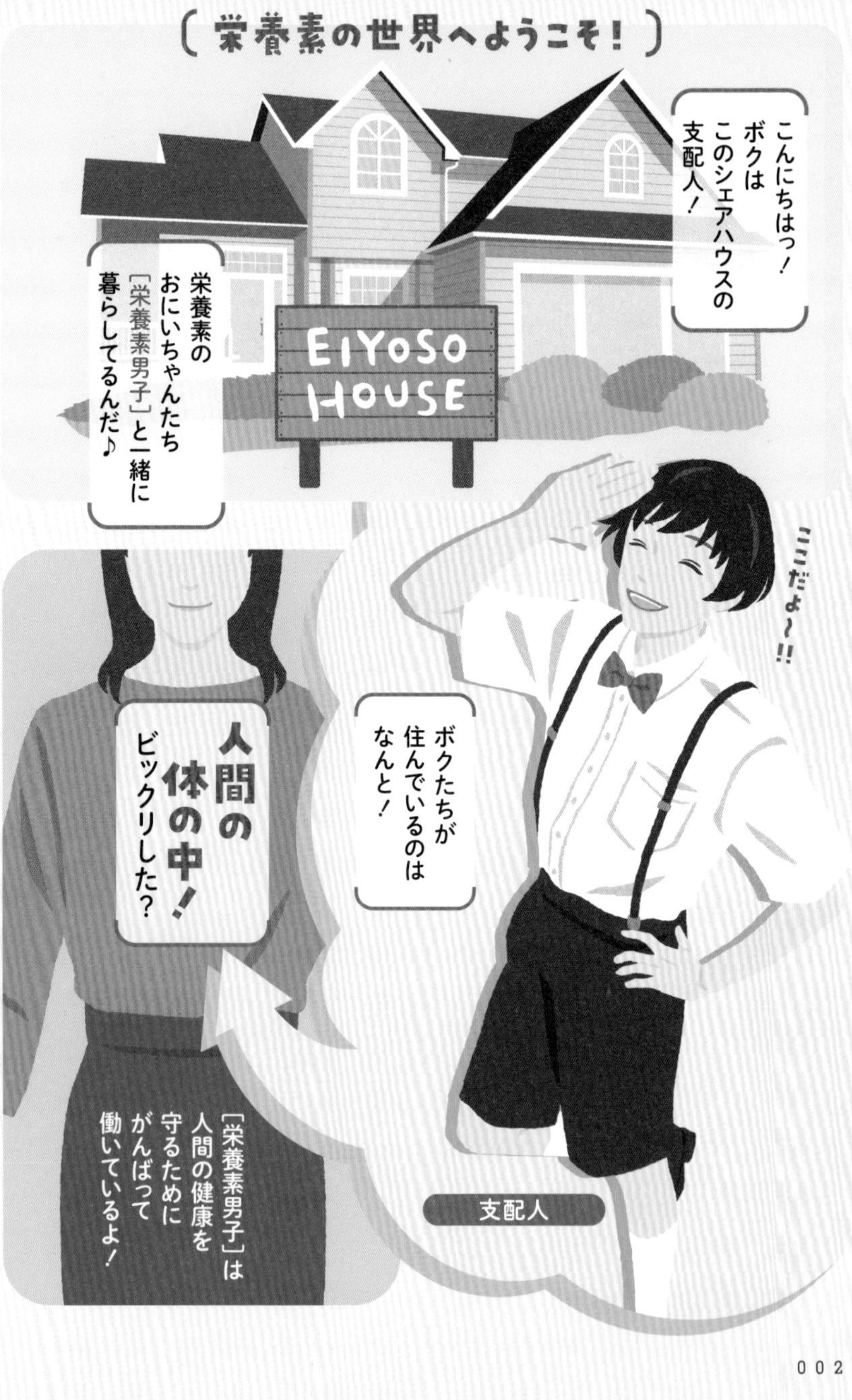

栄養素の世界へようこそ！

こんにちはっ！
ボクは
このシェアハウスの
支配人！

EIYOSO HOUSE

栄養素の
おにいちゃんたち
［栄養素男子］と一緒に
暮らしてるんだ♪

ここだよ〜!!

ボクたちが
住んでいるのは
なんと！

人間の
体の中！
ビックリした？

支配人

［栄養素男子］は
人間の健康を
守るために
がんばって
働いているよ！

ちょっとだけ
紹介するね！
まずは……

風邪のとき頼りになる
ビタミンC！
今日もさわやかだねー♪

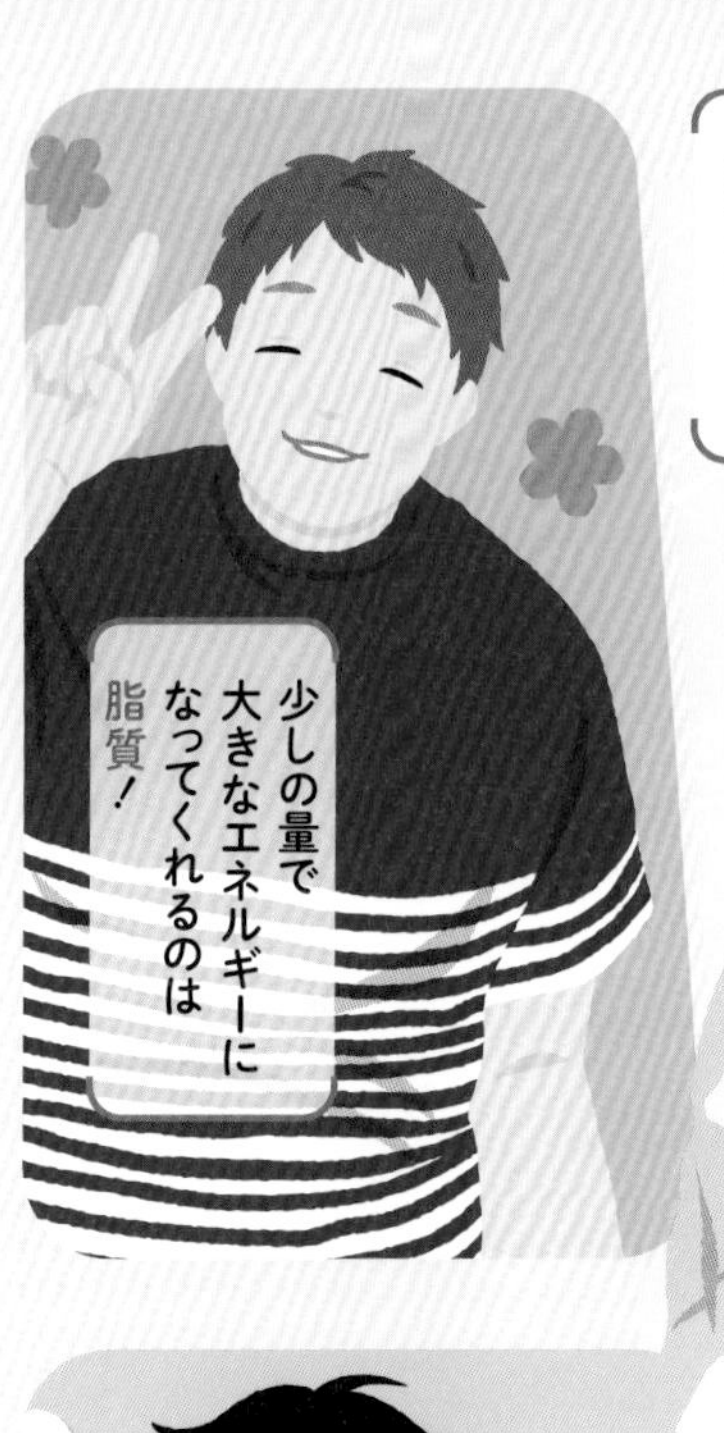

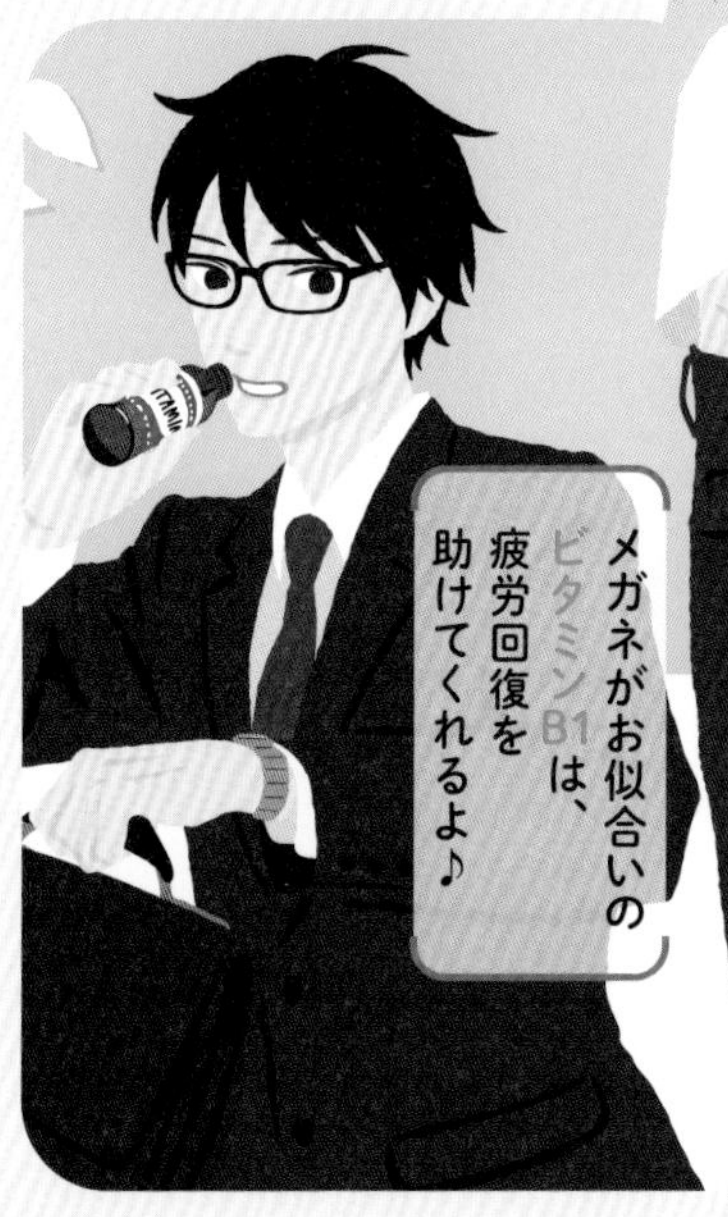

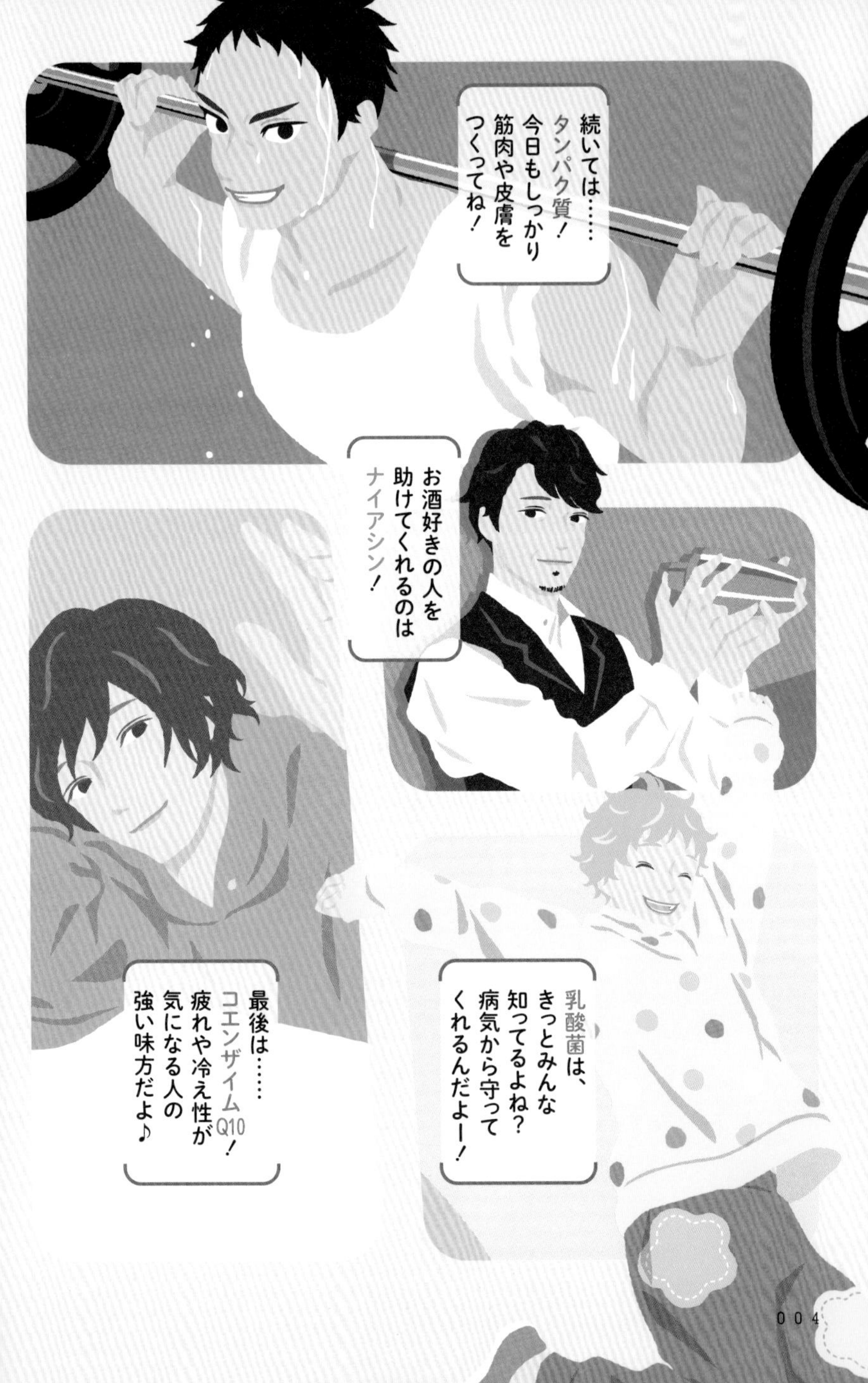
続いては……
タンパク質！
今日もしっかり
筋肉や皮膚を
つくってね！
お酒好きの人を
助けてくれるのは
ナイアシン！
乳酸菌は、
きっとみんな
知ってるよね？
病気から守って
くれるんだよー！
最後は……
コエンザイムQ10！
疲れや冷え性が
気になる人の
強い味方だよ♪

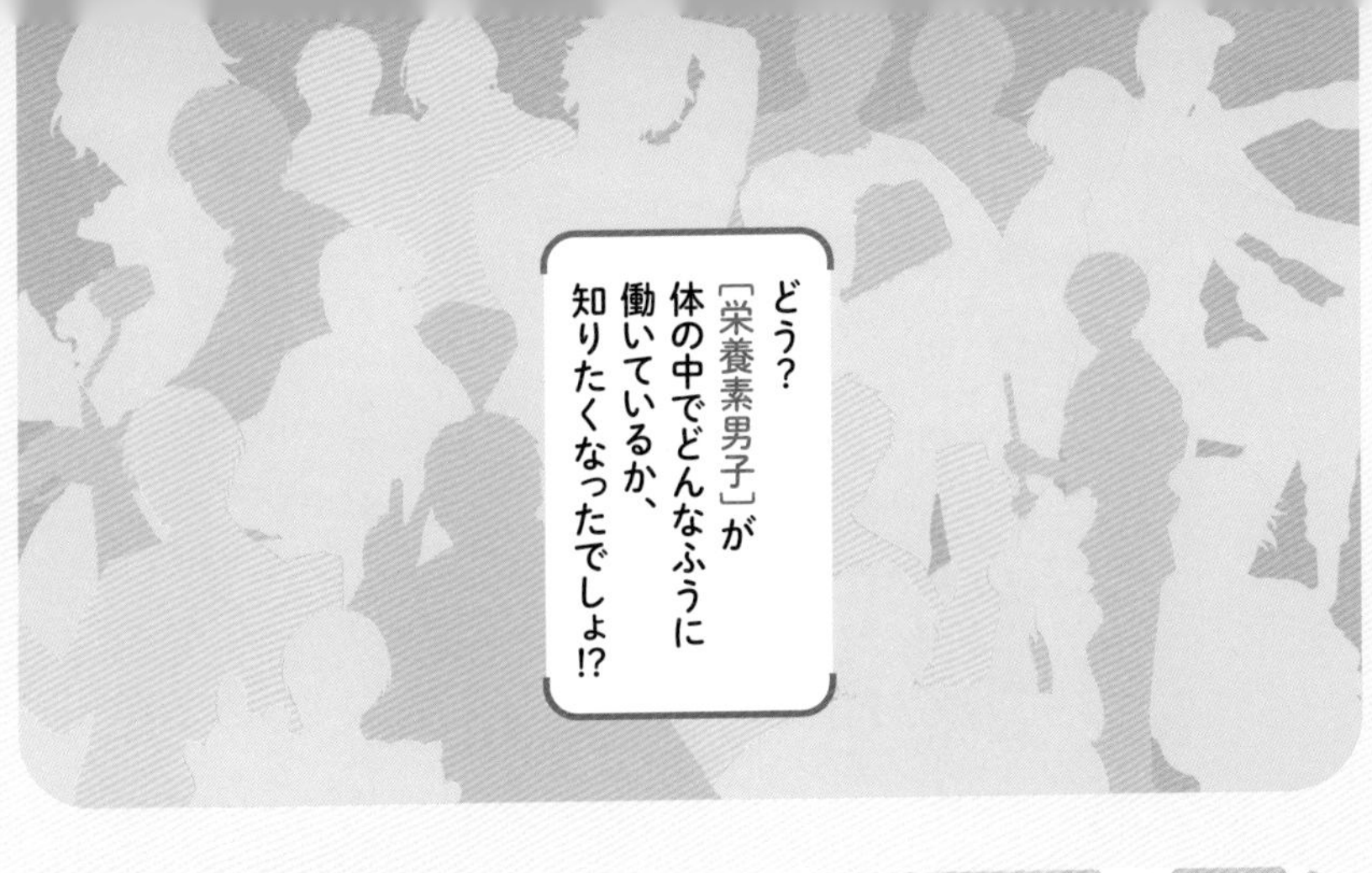

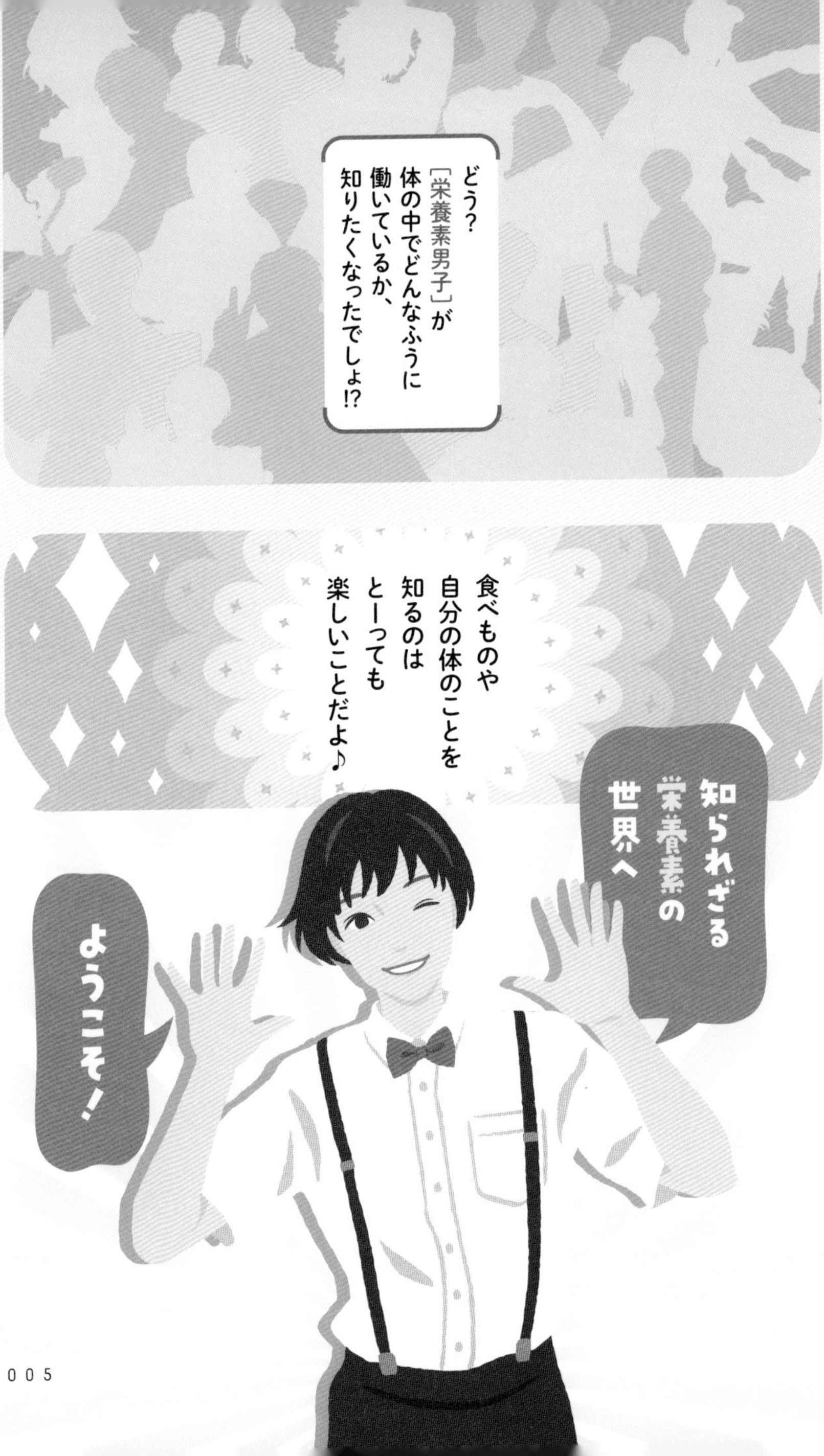

食べものや
自分の体のことを
知るのは
とーっても
楽しいことだよ♪

知られざる
栄養素の
世界へ

ようこそ！

はじめに

栄養のこと、とっても気になってはいる。
「ダイエットしたいけど、どんなものを食べたらいいのかな？」とか、
「最近の肌荒れは、栄養バランスがよくないから？」とか。
でも、栄養素って、なんだか複雑でむずかしそう。

そんなあなたでも、この本ならだいじょうぶ!!
だって、この本に登場する栄養素は**みんなイケメンだから♥**
（たまには、非イケメンもいるかも!?）

栄養素の特徴を擬人化した50人の「栄養素男子」たち。
彼らが、自分の役割や能力を、
時にやさしく、時にきびしく教えてくれるから、
胸キュンしながら＆妄想をかき立てられながら（？）
楽しく栄養学を学べます。

「もっとまじめな本を探してたんだけどな……」と思ったあなた！

侮(あなど)ることなかれ！

見た目はポップですが、
管理栄養士や、保育士、看護師を目指す学生さんにも
自信をもっておすすめできるくらい、中身はしっかりした本なんです。

もちろん、健康に興味のある一般の方もぜひ！
テレビなどで話題の栄養素や、**体の不調に効く栄養素**も紹介します。

この本を読み終わったら、
いまよりずっと栄養素を身近に感じてもらえるはずです。
（お気に入りの「栄養素男子」も見つかっているはず♥）

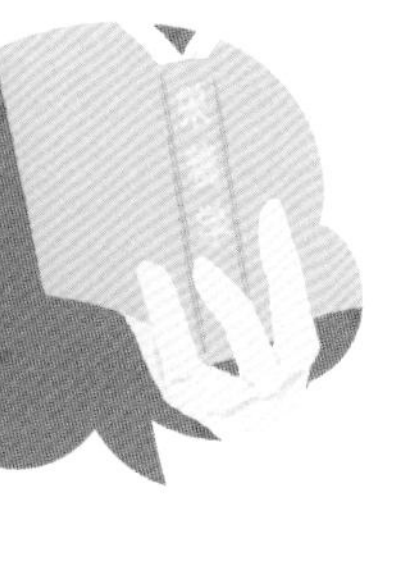

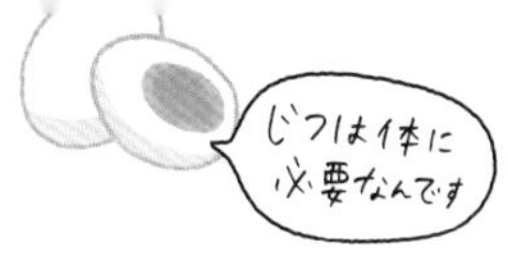

もくじ

一緒に！
強くなろう!!

おなかの中は
僕たちが
お掃除！

今日も
ぽかぽか
だね〜♪

元気ハツラツなきみが好き★

2章 ビタミン

赤ちゃんと妊婦さんを守ります

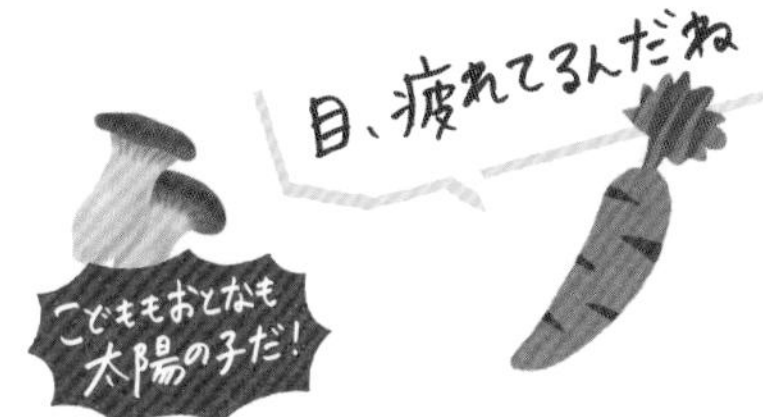

3章 ミネラル

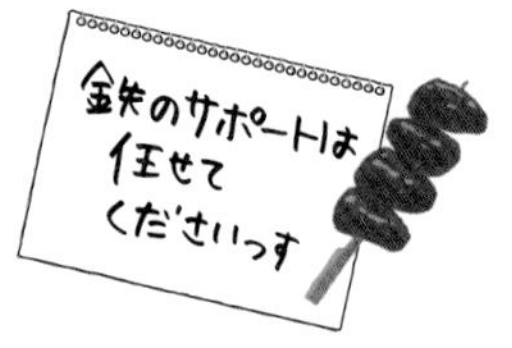

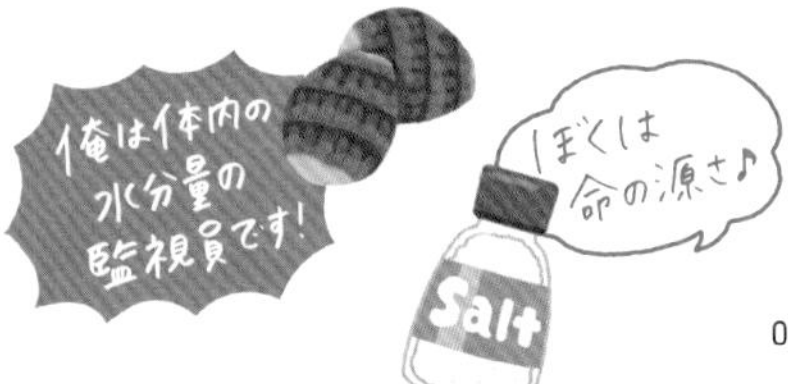

4章 機能性成分

栄養素男子紹介！

体に必須の五大栄養素

きみが朝起きて、学校や仕事に行ったり、遊びに行ったりできるのは、ここにいる栄養素男子のおかげだよ♪ 食べものは、体の中で栄養素に分解されて、心臓や脳を動かすエネルギーになったり、皮膚や髪など体の材料になったり、筋肉や神経などの機能を正常に保ったり、いーっぱい活躍しているんだ。

だから、不足させちゃダメ！ とくに必要なのが、❶タンパク質、❷糖質と食物繊維からなる炭水化物、❸脂質、あとは、

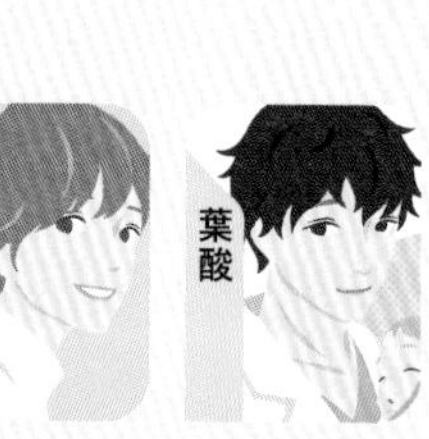

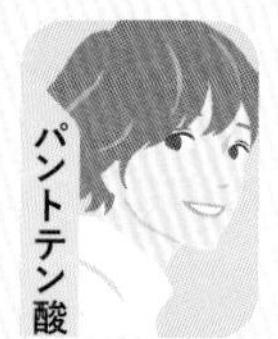

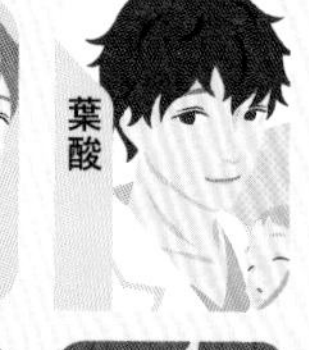
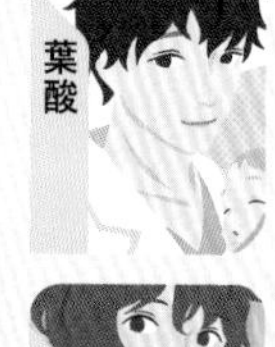
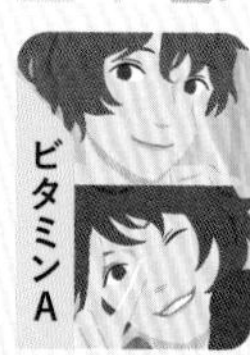

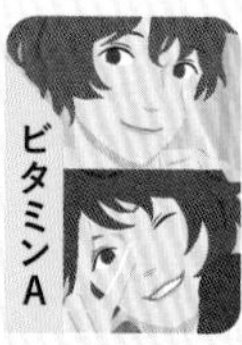

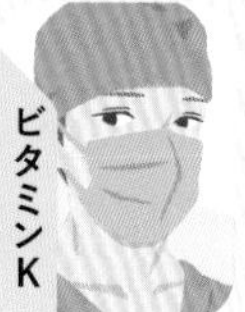

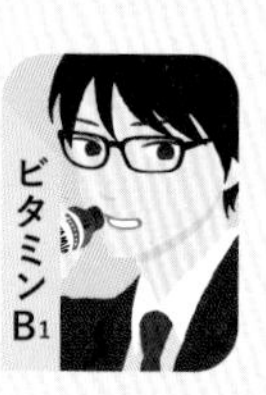

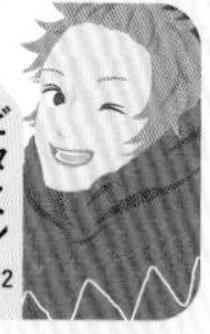

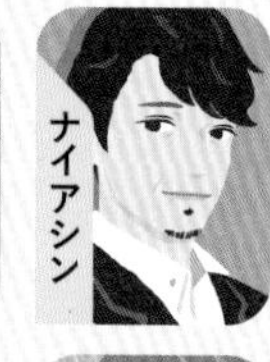

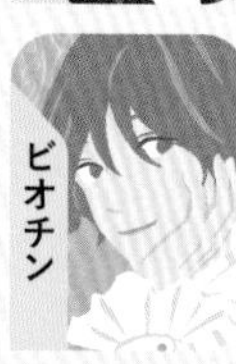

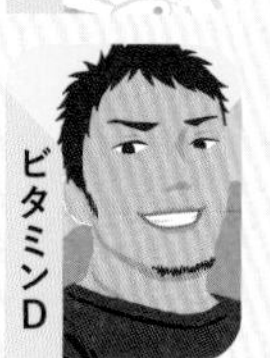

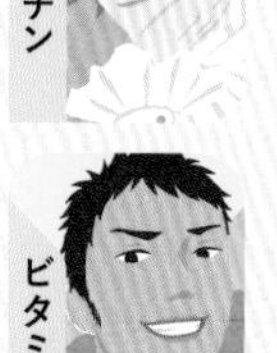

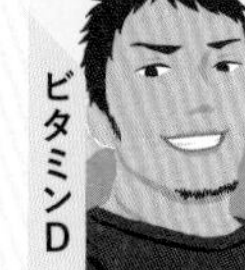

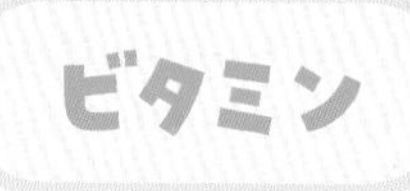

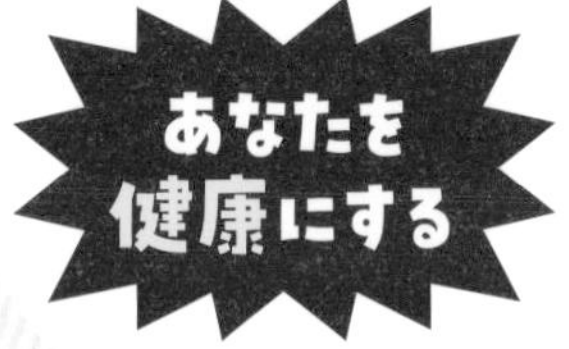

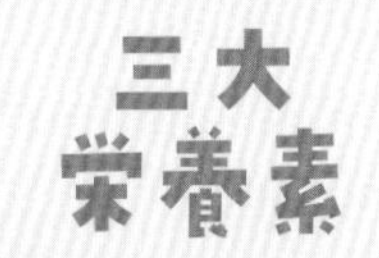

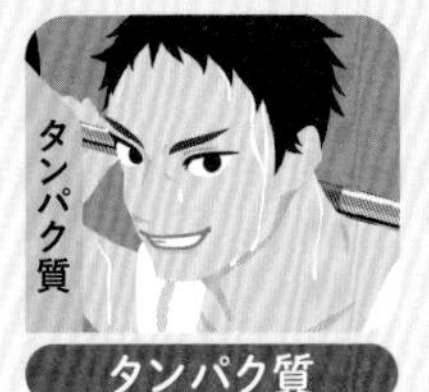

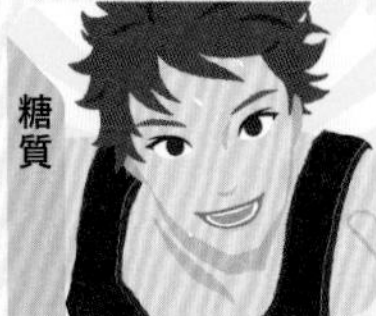

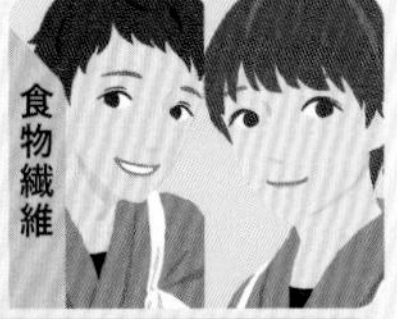

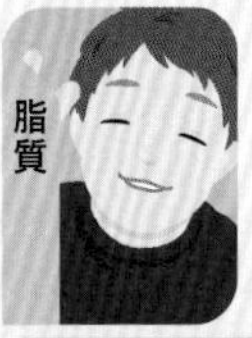

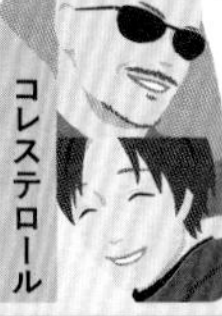

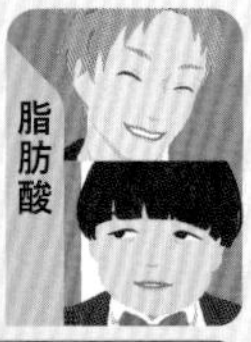

❹ビタミンと❺ミネラル。これらは「五大栄養素」って呼ばれるよ。
栄養素はみんな協力して働いているから、それぞれ適量をバランスよく摂ってね！

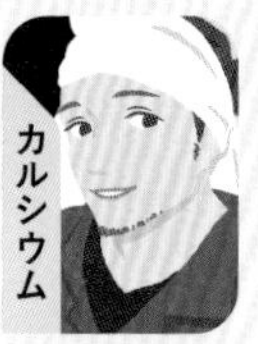

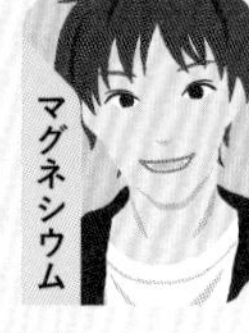

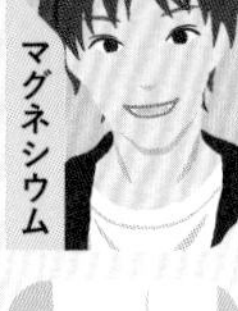

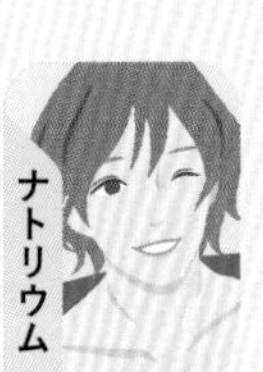

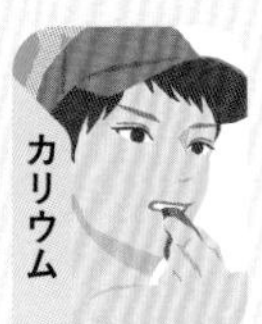

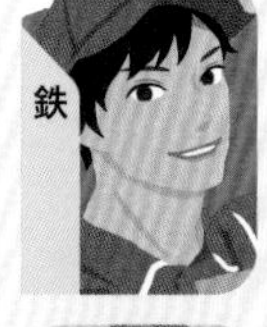

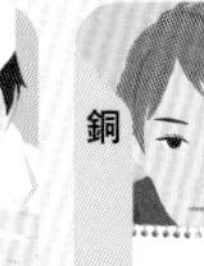

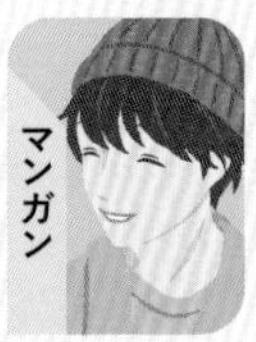

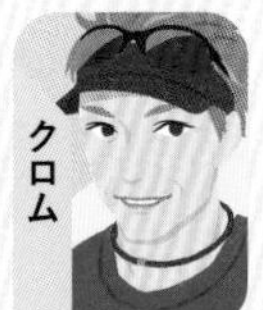

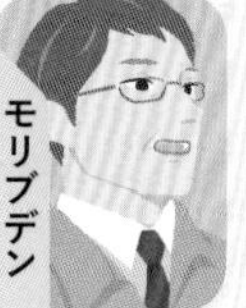

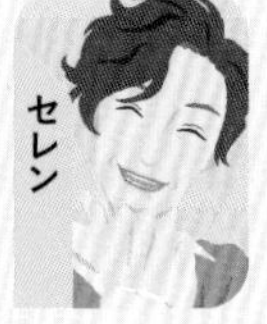

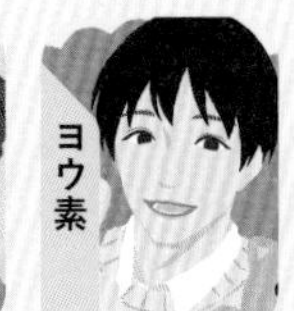

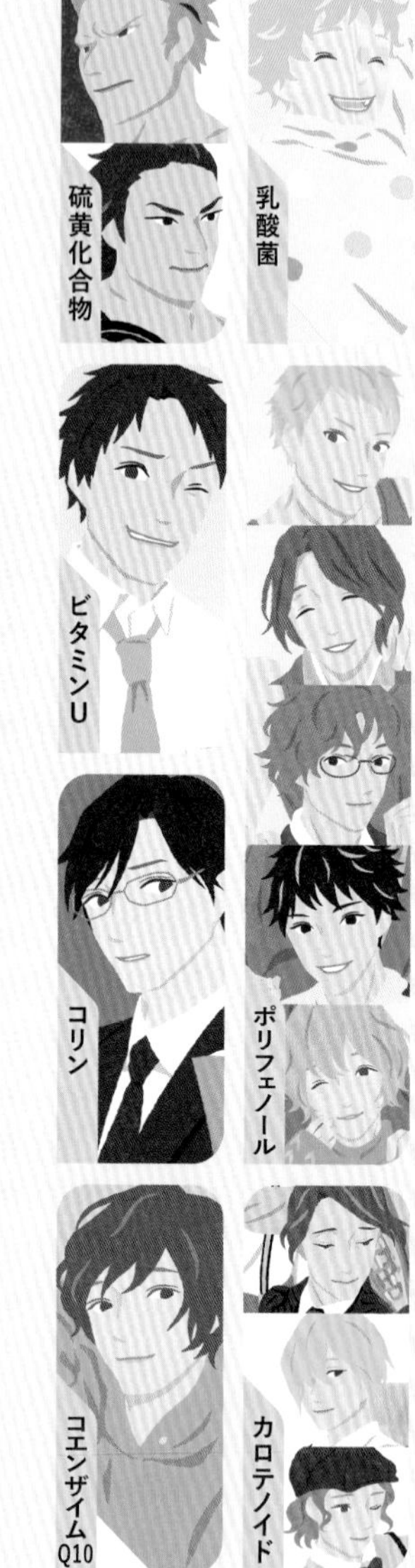

健康に役立つ機能性成分

五大栄養素のほかにも、健康をサポートしてくれる栄養成分があるよ。それが「機能性成分」。体の機能を整えて、病気を予防してくれるんだ。機能性成分の多くは「抗酸化作用」をもっているよ。

人間が生きていくために必要な酸素は、体の中で栄養素と一緒になって、エネルギーをつくるなどの大切な仕事をするんだけど、余ると「活性酸素」になって細胞を酸化させて老化や病気の原因になっちゃうんだ。だけど、抗酸化作用は、その酸化を防ぐことができるよ♪

機能性成分の多くは野菜に含まれているから、いろんな野菜を食べるといいよ！

機能性成分

1 三大栄養素

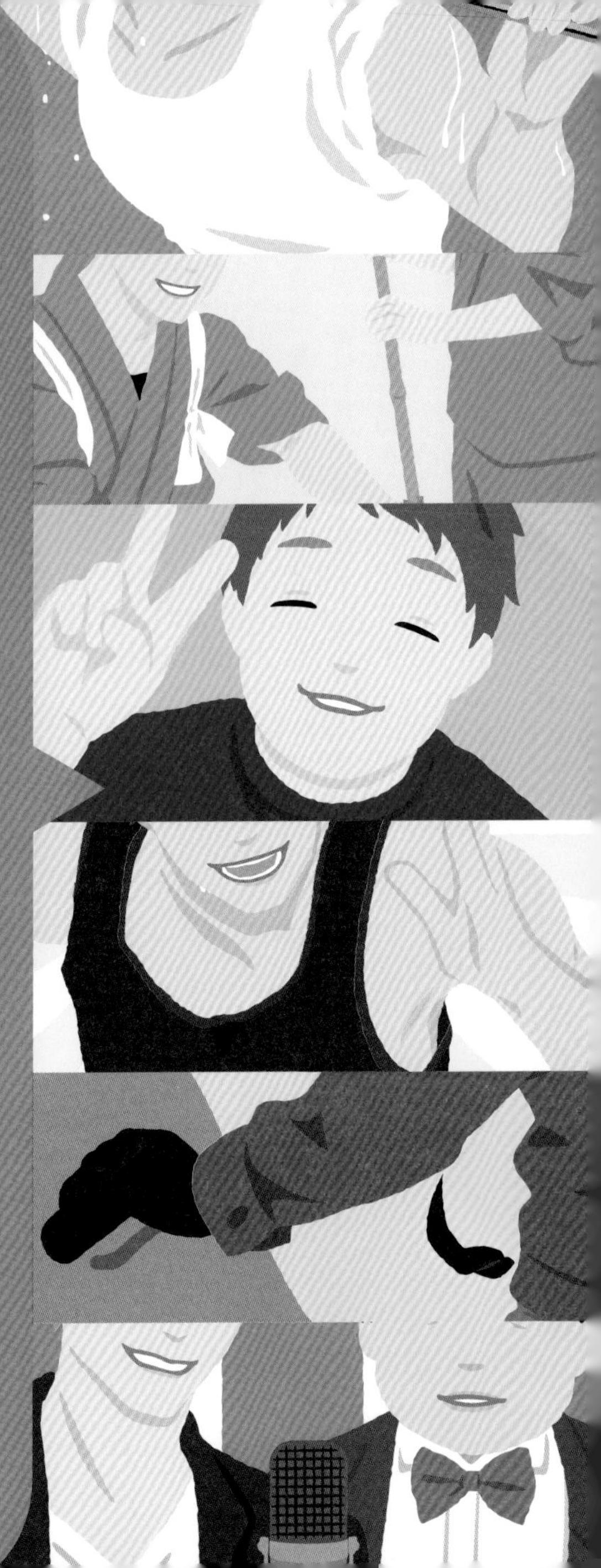

まずは、三大栄養素についてくわしく紹介するよ。食事を抜くと、頭がぼーっとしたり、体がだるくなったりするでしょ。その理由がわかるはず。エネルギーはしっかり摂らなきゃね！

栄養素のイロハ①

エネルギーになる三大栄養素

エネルギーづくり・体づくりに大活躍!!

ここで紹介するのは、人間の体を動かすエネルギーになったり、体をつくる材料になったりする栄養素男子だよ! 生きるための土台になる3つの栄養素だから、タンパク質、炭水化物、脂質は、「三大栄養素」って呼ばれるんだ。

タンパク質は体づくりの主役になる栄養素。 緊急時にはエネルギーにもなるよ。

炭水化物は、糖質と食物繊維からできている栄養素。糖質は素早くエネルギーになるんだ。 食物繊維もほんのちょっとはエネルギーになるんだけど、それよりも大

緊急時には
エネルギーにも
なるぞ
俺が体をつくる
主役だ
タンパク質

素早くエネルギーに
なるんだ
糖質

ほんの少し
エネルギーに
なるよ
僕たち、腸を
きれいにするよ
食物繊維

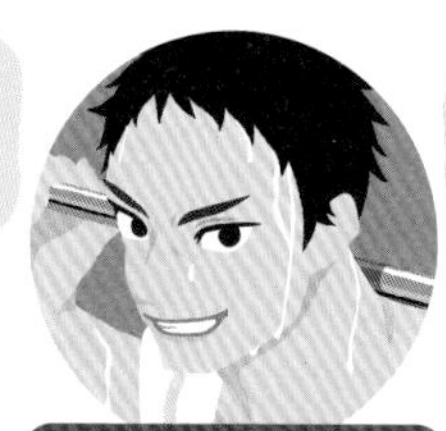

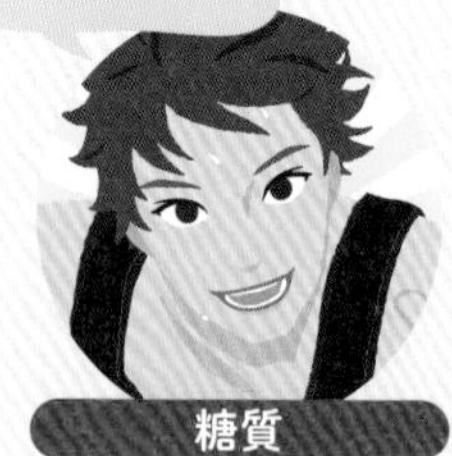

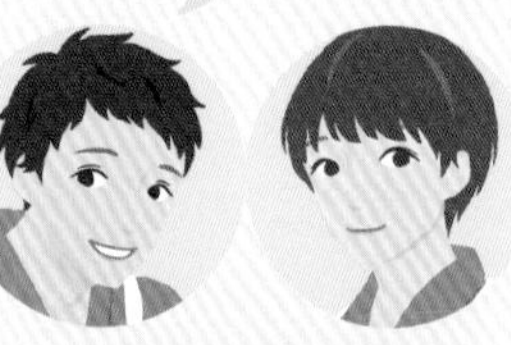

（炭水化物）

切な役割をもっているよ。例えば、腸をきれいにするとかね。だから、「五大栄養素」に続く栄養素っていう意味で、**食物繊維は「第六の栄養素」**って呼ばれているんだ。

脂質は大きなエネルギーになる栄養素で、脂肪として体にためることもできるよ。**コレステロールは脂質の一種**で、細胞膜の材料になるんだ。**脂肪酸は脂質をつくる栄養素**。脂質はさまざまな脂肪酸が3つ結びついてできているよ。

タンパク質、炭水化物、脂質はバランスよく体に摂り入れることが大事！ 1日の摂取バランスは、タンパク質が13〜20%、炭水化物が50〜65%、脂質が20〜30%が理想的なんだ。「一汁三菜」の食事を目安にしてね♪

大きなエネルギーになるんだよ〜
体の材料にもなるよ
脂質

代表的な脂質の一種だ
コレステロール

脂質は僕たちでできてるんです
脂肪酸

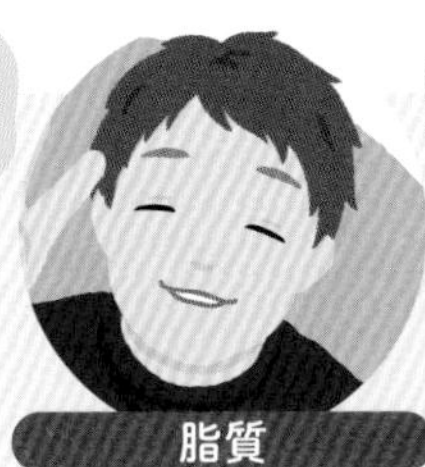

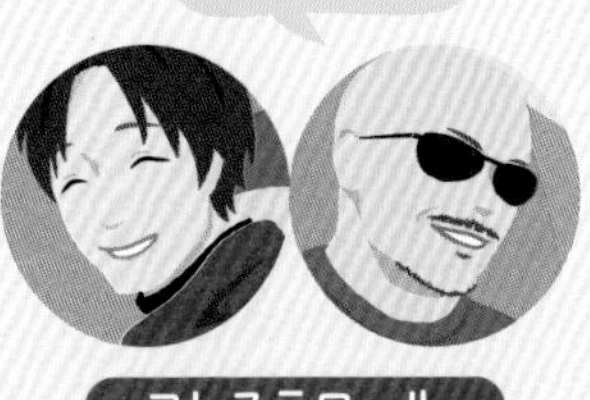

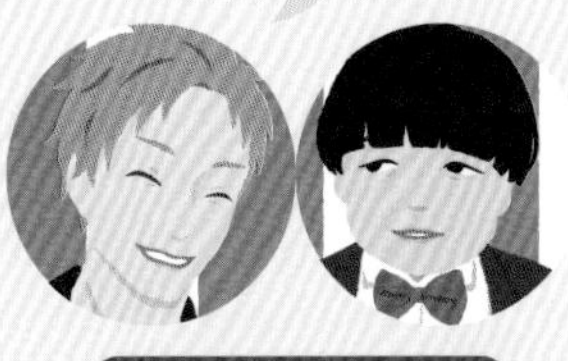

脂質

体をつくる材料になる！

タンパク質

Protein

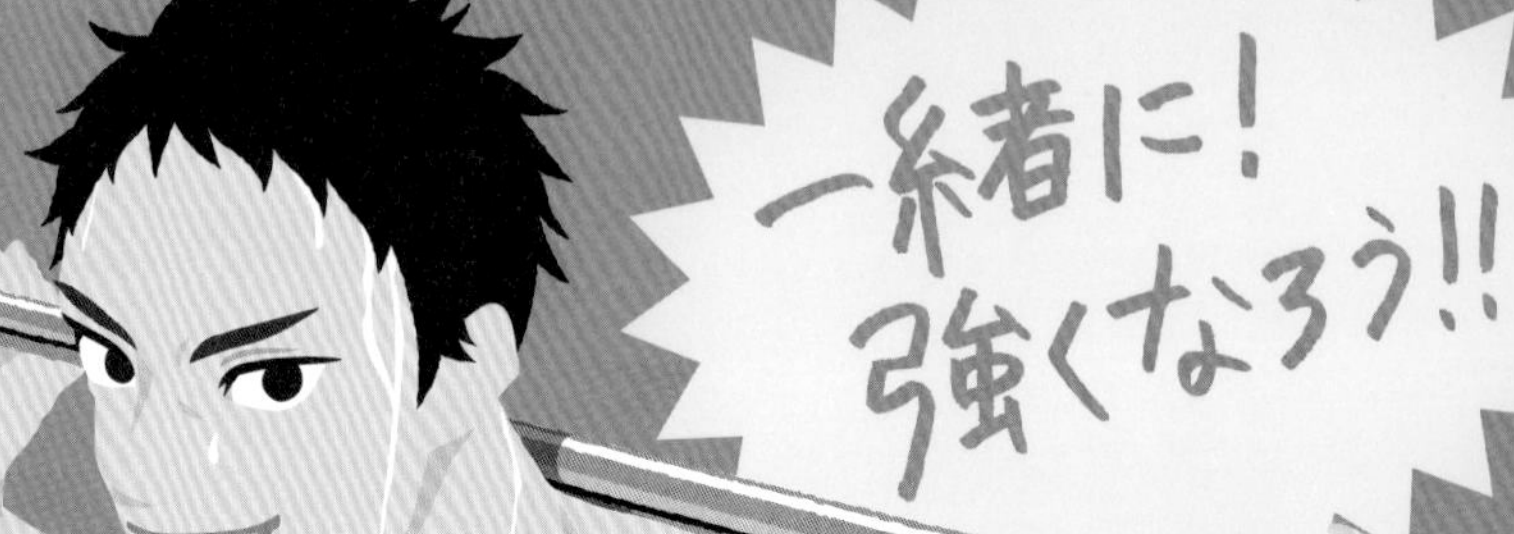

- 筋肉や皮膚、内臓などの器官をつくる材料になる
- 不足すると、体全体に悪影響を及ぼす
- 摂りすぎは、腎臓機能の低下につながる

多く含んでいる食材

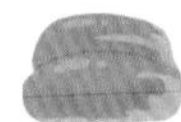
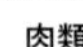

肉類

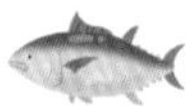

魚介類

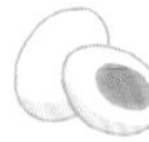

卵

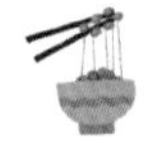

大豆製品

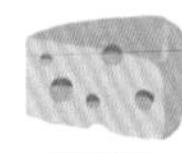

乳製品

どんな栄養素？

筋肉や皮膚などの材料となり、人体の約2割を占める

「プロテイン」って聞いたことあるか？　そう、筋肉をつけたい人が飲んでいるあれのことだな！　本来は俺の英語名なんだ。なぜ飲むかって、それはずばり、**俺が体の筋肉になる栄養素**だからなんだな！

筋肉だけじゃないぞ。**皮膚や内臓、髪の毛や爪、歯や血液など、体のあらゆる器官をつくる材料になる！**　だから、体の中にいる俺の種類はじつに10万種をこえるんだ。ただ、こんなに種類は多いけど、どれも約20種のアミノ酸だけでできている。アミノ酸がさまざまな形で組み合わさって、俺をつくっているんだな。人の体の約2割は、なんと俺が占めているんだぞ！　わはは、すごいだろう！

ホルモンや酵素、免疫抗体の材料にもなる

俺は人の体の材料になるだけじゃなく、**ホルモンや酵素の材料にもなるんだ！**　これらは、消化器官や脳神経など体の機能をコントロールしたり、食べものに含まれる栄養素を消化吸収したり、いろいろ大切な役割を担っている。病気と戦う**免疫抗体をつくる材料にもなる**ぞ！

あと俺は、緊急時にはエネルギー源にもなる。1グラムで約4キロカロリーのエネルギーを生み出すぞ！

豆知識　英語名の「プロテイン」の由来はギリシャ語の「プロテイオス」で、意味は「もっとも大切なもの」。

不足したら？　摂りすぎたら？

抜け毛、肌荒れのほか、こどもの成長の妨げになる

人の体は代謝によって、毎日つくり替えられるから、適量の俺を欠かさず摂り続ける必要がある。それに、俺を構成するアミノ酸の中には、体内では生み出せない必須アミノ酸があるから、きちんと食べものから摂らなければならないんだ。

俺が体内で不足してしまうと、新しい皮膚や髪の毛がつくり出せなくなるから、**抜け毛や肌荒れがおこってしまう**。筋肉の量が減って、**太りやすくもなる**ぞ！　とくに成長期のこどもで不足してしまうと、**筋肉や骨格などの成長の妨げになってしまう。**

どうか気をつけてくれよな！

ほかにも、免疫抗体が減って**免疫力が落ち、病気にかかりやすくなってしまう**ぞ！

尿として捨てることで、腎臓機能の低下につながる

俺は大事な栄養素だが、摂りすぎはいけない。**体内に蓄えることができない**から、**余ると尿として体の外へ捨てることになる**んだ。このとき、**腎臓に負担がかかる**から、摂りすぎは腎臓の病気の原因になってしまうぞ。

それに、必要以上に俺を摂りすぎることで、**カルシウムが尿から出やすくなる**こともあるらしい。そうなると、骨がもろくなる骨粗しょう症を招く恐れもあるんだ。

豆知識　アミノ酸には、体内で生み出せる「非必須アミノ酸」と、体内で生み出せない「必須アミノ酸」がある。

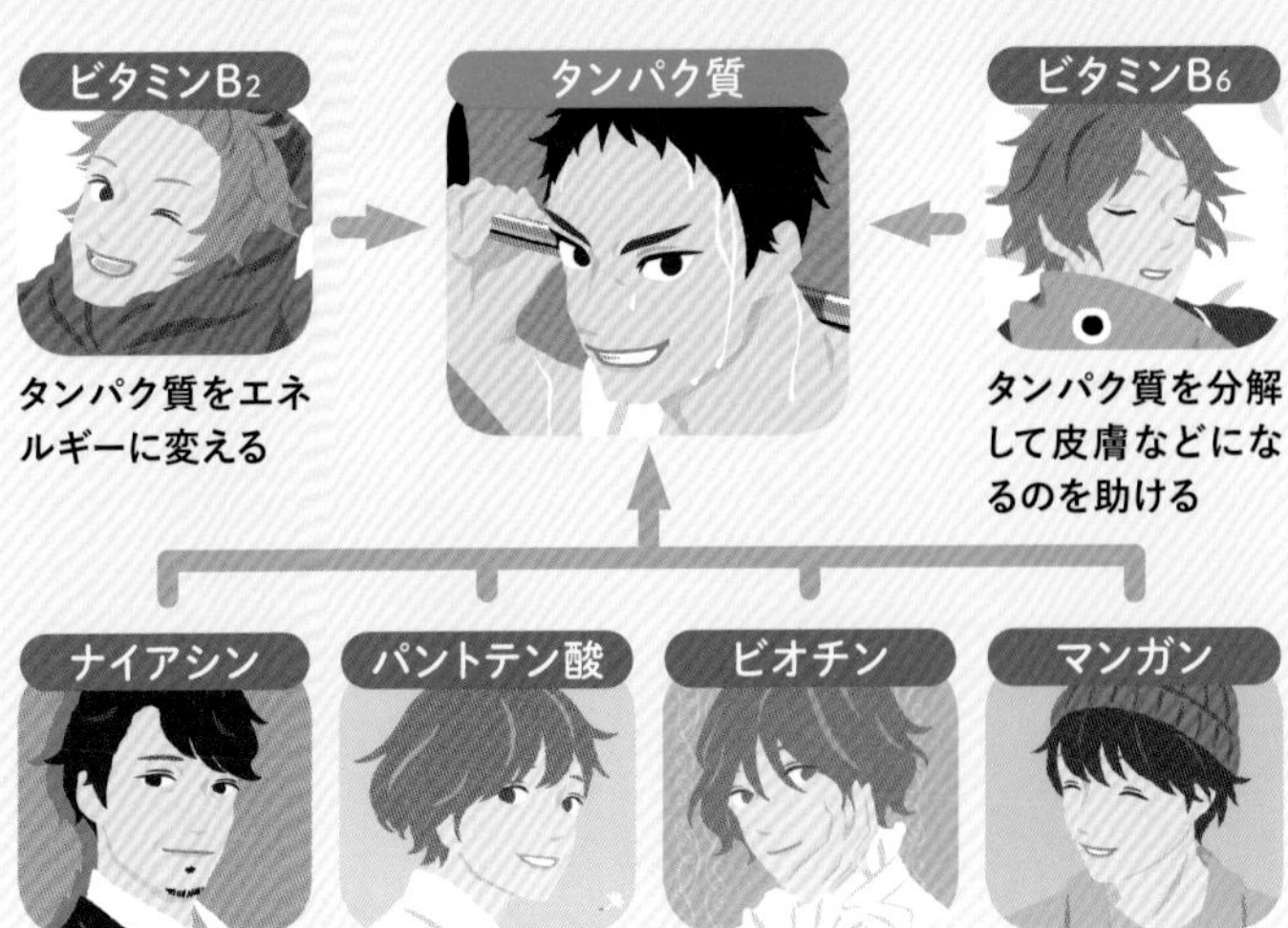

支配人くん直伝！
上手な摂り方

タンパク質は、鶏や豚、牛などの肉や、マグロやカツオなどの魚にたくさん含まれているよ。体内でつくれない必須アミノ酸は9種類あって、それをバランスよく含んだ食品を「良質タンパク」っていうんだけど、肉や魚は、必須アミノ酸のバランスがいい、良質タンパクなんだ♪

ほかには、卵や乳製品、納豆や豆腐などの大豆製品も良質タンパク。大豆製品は脂質が控えめだから、肉や魚よりもおすすめだよ！

ビタミンB_6は、タンパク質が皮膚などになるのを助けるから、豆腐ステーキに、ビタミンB_6を含むバナナのデザートなんてどう？

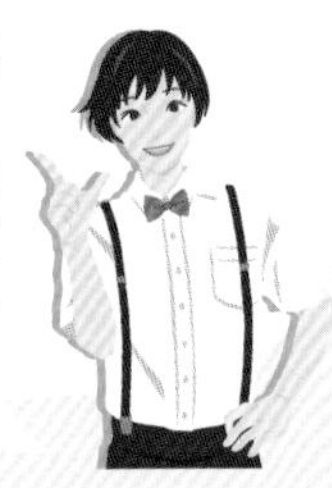

糖質

Carbohydrate

- 体を動かすだけではなく、脳のエネルギーに
- 不足すると、脳が働かなくなる
- 摂りすぎは、肥満の原因に

多く含んでいる食材

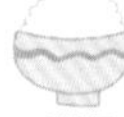

穀類

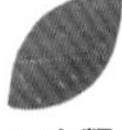

いも類

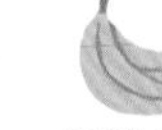

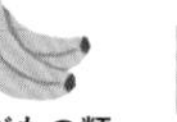

くだもの類

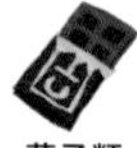

菓子類

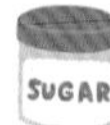

砂糖

どんな栄養素？

だれより早くエネルギーになるスピーディーな栄養素

　俺はどんな栄養素よりも、**素早くエネルギーになれるんだ！**　これからスポーツをやるってときは、俺を頼ってくれ！　**1グラムあたり4キロカロリーを、素早く生み出す**ことができるから、きみの体も一瞬で元気になるはずだ！　よぉし、もっと熱くなれ！

　そうだ！　「炭水化物」って聞いたことあるだろう？　ごはんやパンなんかに含まれる栄養素だ！　じつは、**炭水化物はおもに俺と食物繊維でできている**んだ。「糖質」って名前だけに、俺は甘い味がするんだけど、ごはんをよく噛むと甘い味がするのは、俺が含まれている証拠なんだ！

脳のエネルギーになるブドウ糖

　運動のときばかりじゃない。勉強する前にだって、俺をしっかり摂ってほしい！　昔お母さんとかにいわれたことがないかい？　「きちんと朝ごはんを食べて学校に行きなさい！」なんてこと。じつは、**脳のエネルギーのほとんど**は俺だから、俺がいないと頭が働かないんだぞ！

　ちなみに俺は、単糖類、小糖類、多糖類に分けられる。そのうちの単糖類の1つに、**ブドウ糖っていうのがあるんだけど、これが脳のエネルギー**になるんだ！

豆知識　単糖類はもっとも小さい糖質の単位。単糖が2〜10個結びつくと小糖類。11個以上で多糖類となる。

不足したら？　摂りすぎたら？

脳が働かずぼーっとして集中力・記憶力が低下

エネルギーは俺のほかに、脂質やタンパク質からも得ることができるんだ！　だからといって、俺を無視して、無理な糖質制限ダイエットなんかしたらダメだぞ！　脳のエネルギーになる俺が不足してしまうと、**集中力が落ちたり、記憶力が低下したりして、さらには、ずーっとイライラが続くことになる**こともあるからな。タンパク質がエネルギーに使われることで、**筋肉が減ってしまうこと**や、**抜け毛が多くなること**だってあるぞ！

1日に摂るエネルギーのうち、50%強を俺から摂るのが理想といわれている。エネルギーもバランスよく摂ろうな！

体脂肪となり肥満の原因に

俺が含まれている食べものは、どうやらけっこうみんな好きみたいだな。ごはんやラーメン、フライドポテト、甘いケーキやチョコレート……。ああ、なんだか腹が減ってくるな！　いくら俺が脳のエネルギーになるからって、摂りすぎはやっぱりダメだぞ。太るからな！

体の中で余ってしまった俺は、**肝臓などに貯蔵されたり、脂肪となって蓄えられたりする**。脂肪も大事だけど、肥満になると話は別だ。病気につながってしまうぞ！

豆知識　食品の糖質には、穀類やいも類に含まれるデンプン、果物に含まれる果糖、牛乳に含まれる乳糖などがある。

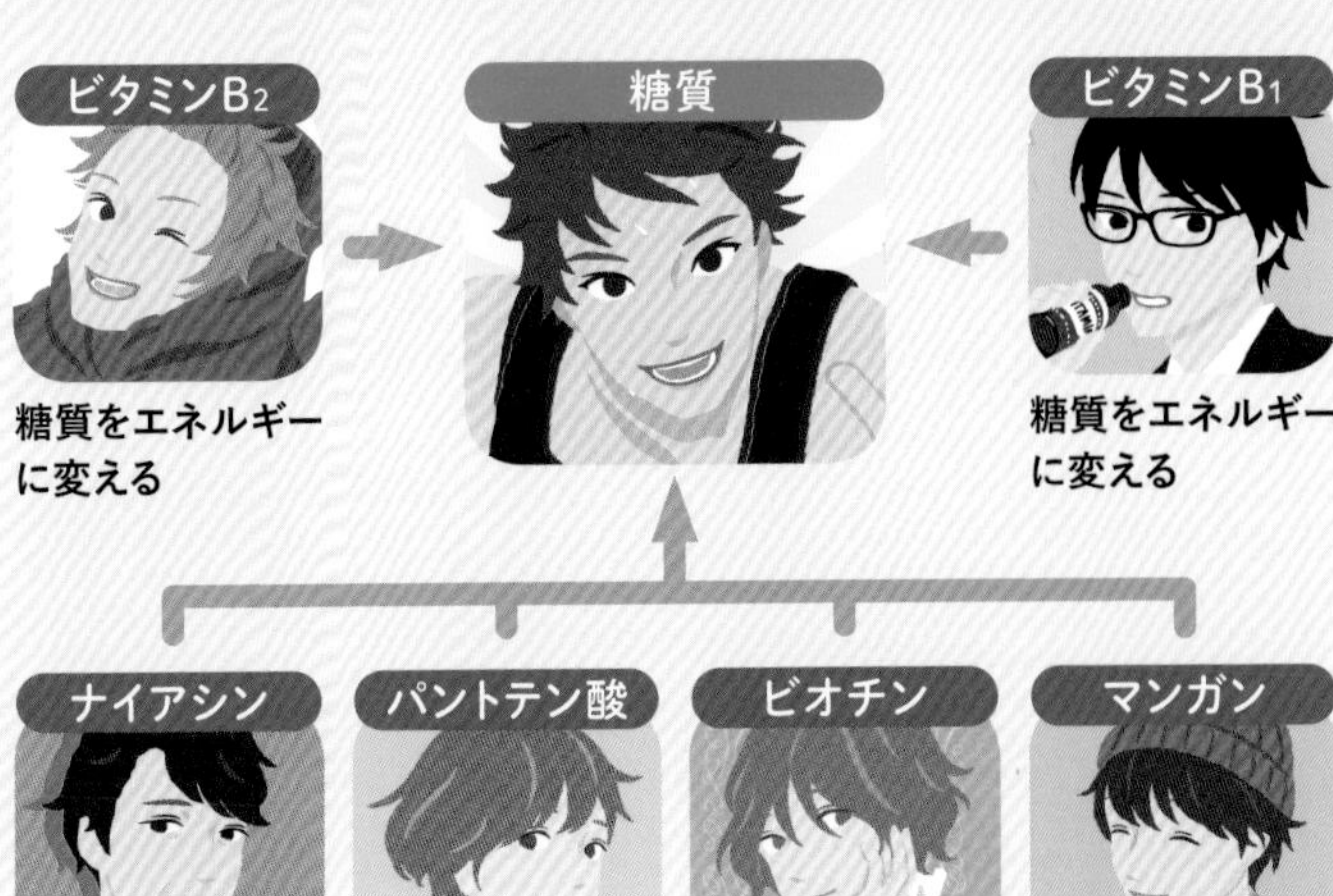

支配人くん直伝！

上手な摂り方

穀類やいも類に多く含まれている糖質。糖質を燃焼させてエネルギーにするには、ビタミンB1が必須なんだよ。だから、ぜひビタミンB1を多く含む豚肉やウナギ、大豆製品を一緒に食べて！　例えば、豚丼やウナ丼、麻婆豆腐丼なんかいいね♪　ただ、丼ものは糖質をたくさん摂りがちだから、ごはんの量には注意してね。

血糖値（血液の中のブドウ糖）を抑える必要がある糖尿病の人は、糖質の摂り方に工夫が必要だよ。血糖値が上がりにくい玄米や全粒粉のパンなどを食べたり、食べる回数を数回に分けて、少しずつ食べたりね！

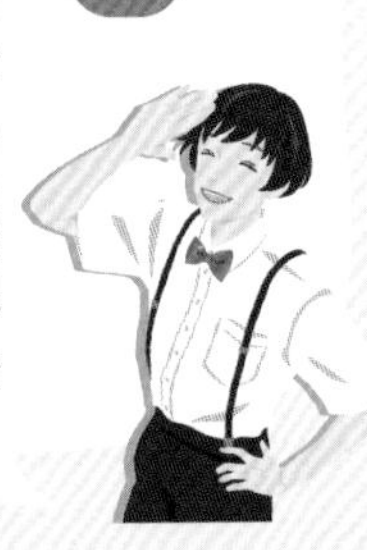

腸内をきれいにする！

食物繊維

Dietary fiber

- 便通をよくし、便秘を防ぐ
- 満腹感が得られ、おなかが空きにくくなる
- 不足すると、病気にかかりやすくなる

おなかの中は
僕たちが
お掃除！
水溶性食物繊維
不溶性食物繊維

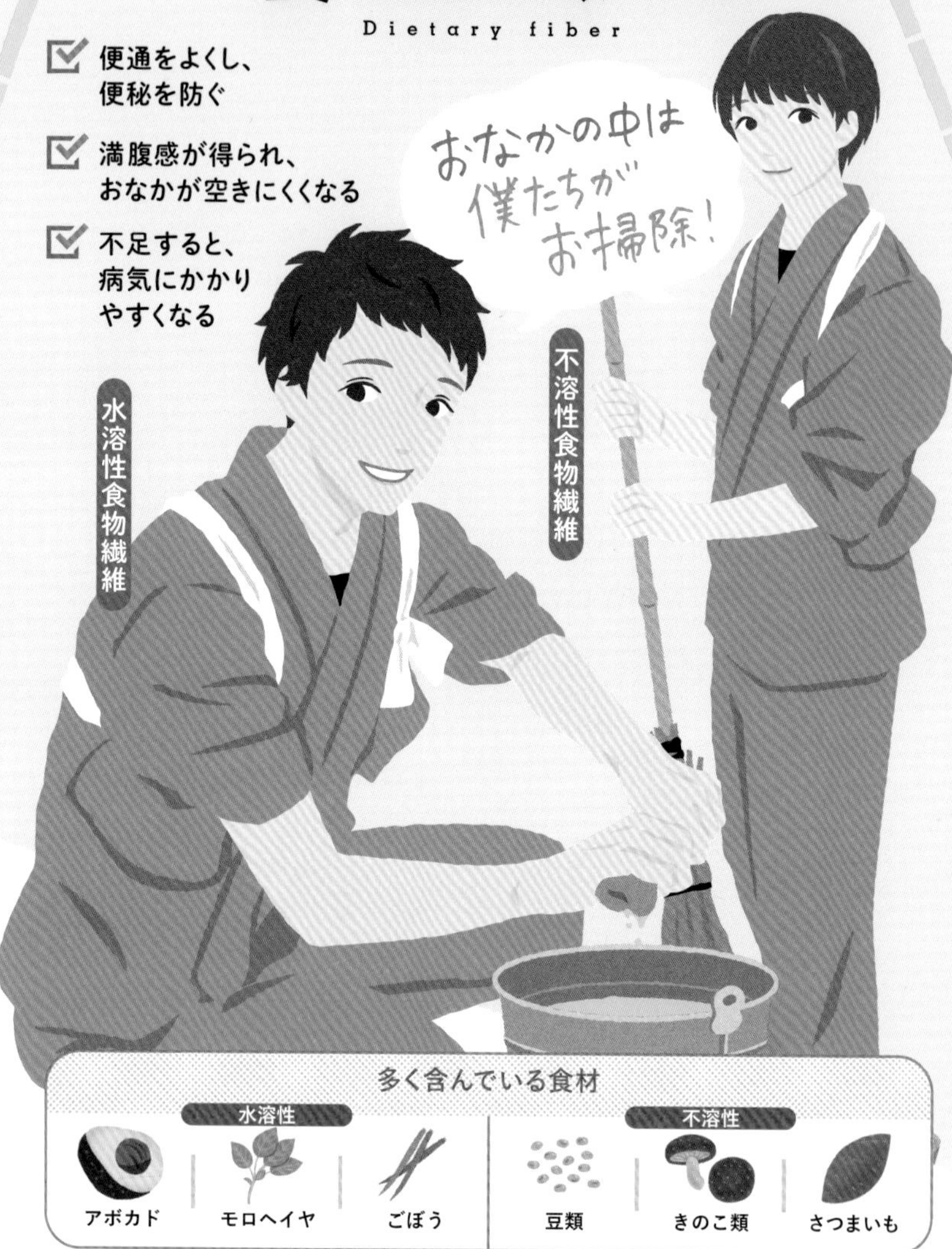

多く含んでいる食材

水溶性：アボカド／モロヘイヤ／ごぼう

不溶性：豆類／きのこ類／さつまいも

どんな栄養素？

便秘に効果的なうえ血糖値の急な上昇も防ぐ

僕たちはお掃除が大好き！　腸をきれいにするのが仕事だよ。

不溶性食物繊維は、豆類やきのこ類などに多く含まれている**水に溶けない食物繊維**。水に溶けないから、胃や腸で水を吸収してふくらむんだ。そうやって**腸を刺激し便通を促したり、腸のゴミをかき出したりもするよ**。つまり、きみを悩ます便秘に効果的ってことさ！

水溶性食物繊維は、アボカドなどに多く含まれている**水に溶ける食物繊維**。溶けてゲル状になるから、ヌルヌル・ネバネバと粘質があって、水分保持力も高いんだ。ネバネバで食べものを包み込むから、**コレステロールの吸収を防いだり、血糖値の上昇をゆるやかにしたりできるよ**。もちろん、食べカスなどのゴミも包んで、ツルッと体の外に出せるようにもしてるんだ。

ダイエットや免疫力アップにも役立つ

僕たちの仕事は掃除だけじゃないよ。ふくらんだり、ゲル状になってゆっくり進んだりするから、**満腹感が得られて、おなかが空きにくくなる**。つまり、ダイエットにいいんだ！　おまけに、腸にすむ**体に優良な細菌のエサになる**から、腸内環境が整って、免疫力を高めることができるよ。

豆知識　糖質と違い、エネルギー源にはならないと考えられていた食物繊維も少しだけエネルギーになることがわかった。

不足したら？ 摂りすぎたら？

便秘になるばかりか さまざまな病気の原因に

お掃除大好きな僕たちが足りなくなると、どうなると思う？ 便の量が減って、お通じがスムーズにいかなくなる。つまり、**便秘になってしまう**んだ。そうなると、腸の中が汚れちゃうよね。食べカスやゴミがたまって、それが毒素を出すようになる。すると、**肌荒れをおこすし、ガスも臭くなっちゃう**んだ。毒素だけじゃなく、**体に害を与える菌も増えてしまうから、免疫力が落ちて、病気にかかりやすくなっちゃう……**。

それに、血糖値の急な上昇や、コレステロールの吸収も防げなくなるから、**糖尿病などの生活習慣病にもつながる**んだ。がんや脳梗塞などの重い病気の原因になってしまうこともあるよ。だから、僕たちのことはしっかり摂ってね！

サプリメントで摂りすぎると 下痢をおこすことも

僕たちは不足することはあっても、食事で摂りすぎるってことはなかなかないんじゃないかな。ものすごい量の豆類や野菜などを食べることになるからね。

でも、**注意してほしいのはサプリメント**。サプリメントだと摂りすぎることもあって、**下痢をおこすなどして、鉄や亜鉛などのミネラルを失う**ことがあるよ。

豆知識 食べものと一緒に体内に入ったウイルスや細菌などの病原体も、食物繊維がくっついて体の外へ出す。

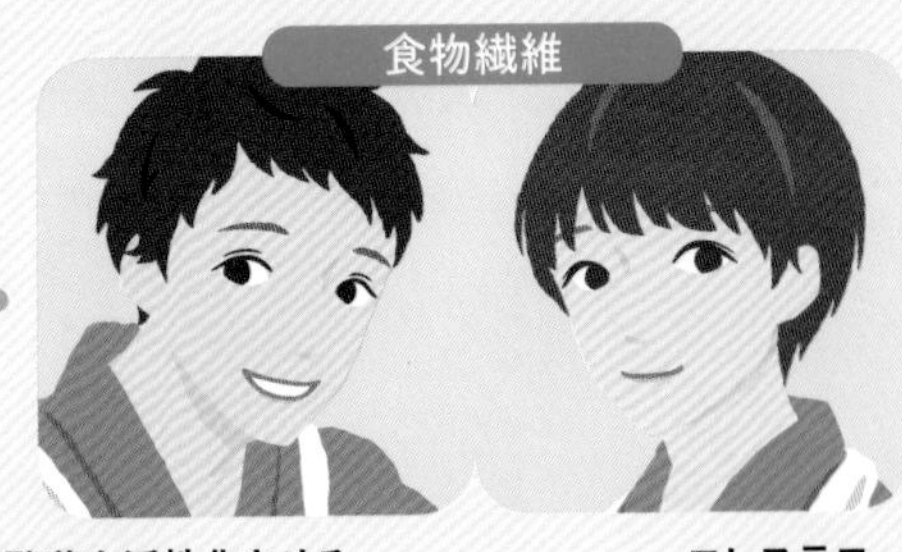

乳酸菌を活性化させる

コレステロールの吸収を抑える

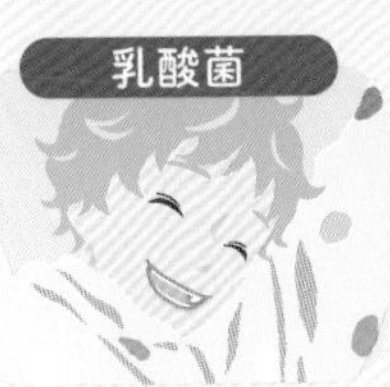

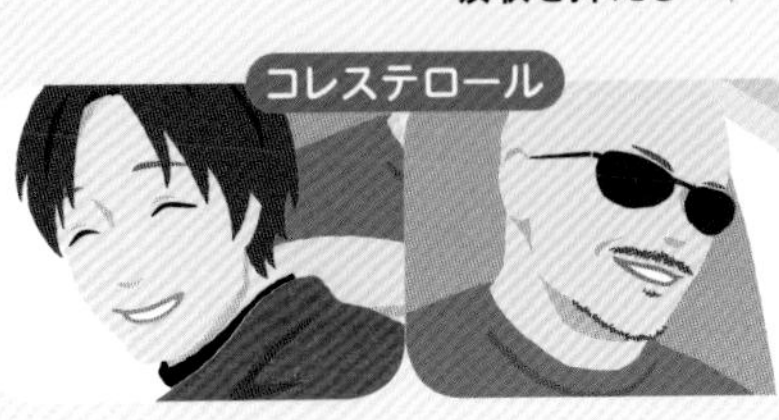

支配人くん直伝!

上手な摂り方

ふだん生野菜のサラダで食物繊維を摂ってるって人いる? たしかに野菜には食物繊維が含まれているけど、生だとかさが多くて、いっぱい食べたつもりでも、意外と摂れてないことが多いんだよ。だから、サラダだけじゃなく、煮物などで摂ると効率的だよ! 煮ることでかさが減るし、煮物によく使われる豆類やいも類、ごぼうには、たくさんの食物繊維が含まれているからね♪

あとは、食物繊維にはコレステロールの吸収を抑える働きがあるから、コレステロールを多く含む卵は、食物繊維を含むきのこ類と一緒に食べるといいよ!

大きなエネルギーになる！ 栄養素男子 04

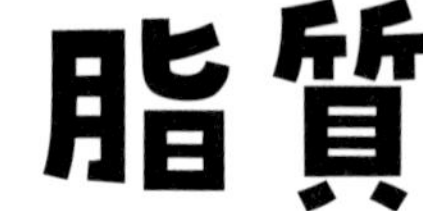

脂質

Lipid

今日もぽかぽかだね〜♪

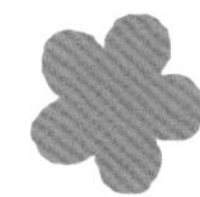

- 効率の良いエネルギーになり、貯蔵もできる
- 細胞膜となり、肌にハリを与える
- 摂りすぎは、メタボリック症候群の原因に

多く含んでいる食材

肉類

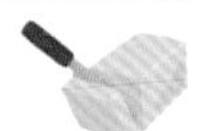
バター

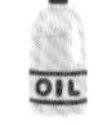

油脂類

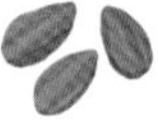
ナッツ類

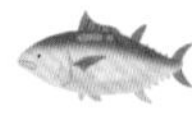
魚類

どんな栄養素？

大きなエネルギー源になり余ったら貯蔵もできる

あ〜っ、もしかしてきみもダイエット中？　多くの女性はなぜだか僕を嫌うんだよなあ。これでもけっこう重要な働きをしているんだよ〜。

例えば、僕は**1グラムあたり9キロカロリーのエネルギーを生み出す**よ。これはなんと糖質の2倍以上！　燃焼するスピードがゆっくりだから、腹もちもいいんだ♪

それに、**消費されなかった僕は、脂肪として蓄えることができる**んだ。だから、非常時のエネルギー源にもなるよ。えっ、それが嫌なの？　なるほど〜。でもね、脂肪はみんなの骨や筋肉、内臓を守っているんだよ。それに、体温を保つ役割もあるって知ってた？　僕がいれば、今日も体はぽかぽかだよ〜♪

細胞膜やホルモンの材料になっている

人間の体をつくる細胞には細胞膜があって、この**細胞膜の材料に、僕はなっている**よ。あとは、体の機能をコントロールするさまざまな**ホルモンの材料にもなっている**んだ。

五大栄養素の1つの**ビタミンには、油に溶けやすいものがいる**んだけど、僕はね、そんな**ビタミンの吸収のサポート**もしているよ〜。

豆知識　油や肉、魚以外に、卵やチーズに脂質は多い。日本人は意外と多くの脂質を摂っている。

不足したら？　摂りすぎたら？

細胞のしなやかさが減り肌がガサガサに

細胞膜の材料になる僕が不足すると、細胞はしなやかさをなくしてしまうよ。そうなると、**肌のハリがなくなってガサガサになったり、髪の毛のツヤがなくなったりし**ちゃうんだ。意外かもしれないけど、僕は美容にも役立っているんだよ～♪　あとは、**血管がもろくなって、出血しやすくなることもある**ね。

僕はホルモンの材料にもなっているから、不足すると、**ホルモンバランスが崩れて、女性は生理不順になってしまう**こともあるよ。

僕はダイエットの敵みたいに思われがちだけど、少しの量で満腹感を与えられる僕を避けることで、かえってたくさん食べることになってしまうこともあるんだよ。それだと、本末転倒だよね～。それに、僕が少なすぎると、便秘になってしまうこともあるよ。

肥満になり糖尿病や動脈硬化の原因に

僕を摂りすぎると、いうまでもなく**肥満になってしまう**。皮下脂肪だけじゃなく内臓脂肪もたまって、**メタボリック症候群になってしまう**ことも。そうなると、糖尿病や動脈硬化、心筋梗塞などの病気につながってしまうから、注意してね～！

豆知識　メタボリック症候群の診断基準の1つにウエストサイズがあるのは、内臓脂肪の蓄積状態の目安になるから。

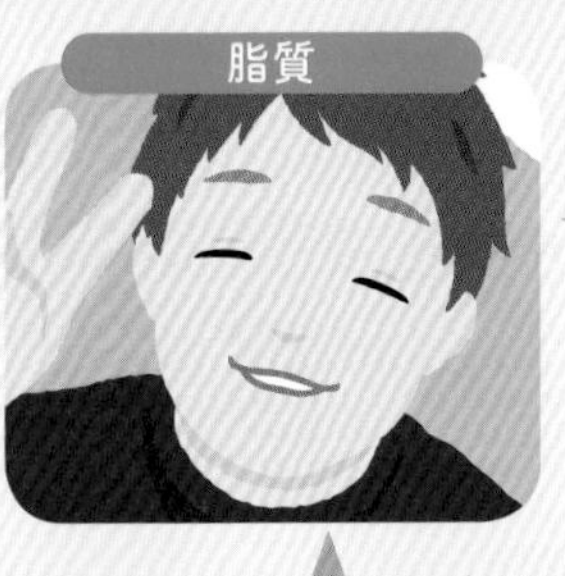

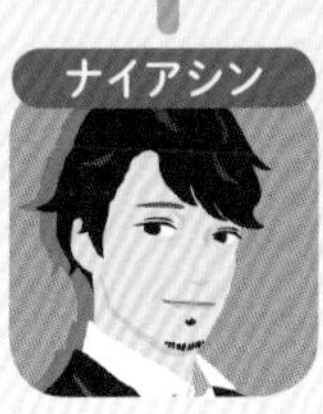

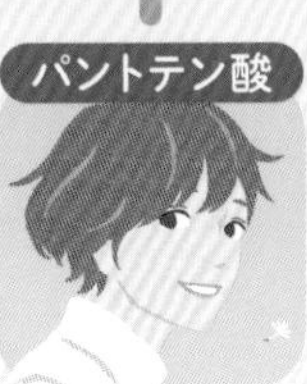

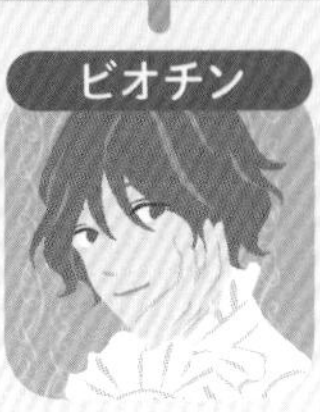

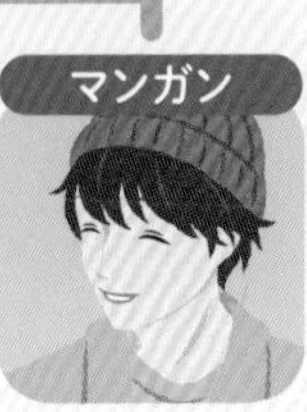

支配人くん直伝！

上手な摂り方

1日の食事で脂質から摂るエネルギー量は、全体の20～30％が理想的だよ。もちろん油に多いから、1食のメニューで油を使った料理は、1品くらいがちょうどいいね。

油に溶けるビタミンA、D、E、Kのことを「脂溶性ビタミン」っていうんだけど、これらは脂質と一緒に食べると、吸収率がアップするんだ。だから、ビタミンDを含んだサケのムニエルや、ビタミンAを含むほうれん草のソテーは、おすすめのメニューだよ♪

そうそう！　脂質を分解するのにビタミンB_2は不可欠だから、ダイエット中の人はぜひ一緒に摂ってみて！

コレステロール

Cholesterol

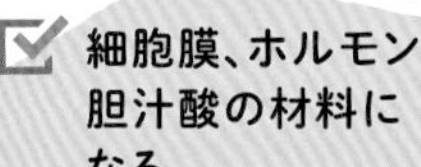
細胞膜、ホルモン、胆汁酸の材料になる

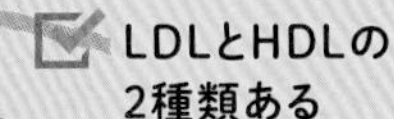
LDLとHDLの2種類ある

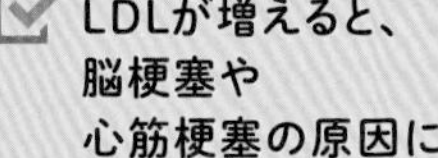
LDLが増えると、脳梗塞や心筋梗塞の原因に

多く含んでいる食材

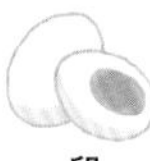
卵

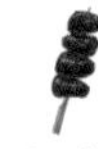
レバー

ウナギ

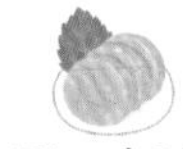
アンコウの肝

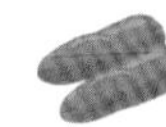
魚卵

どんな栄養素？

細胞膜やホルモン、胆汁酸(たんじゅうさん)の材料になる

俺たちはコレステロール。名前くれぇは聞いたことあるだろ？　まぁ世間からの評判はあんまよくねぇみてぇだが……じつはけっこう重要な栄養素なんだぜ？

脂質は人間の細胞膜や、体の機能を整えるホルモンの材料になるんだが、その**脂質の一種で代表的なのが俺たち**だ！

それだけじゃねぇぞ。脂質の消化吸収を助ける働きがある**胆汁酸も、俺たちをもとにして、肝臓でつくられている**んだ。胆汁酸が不足すると、ビタミンA、Dなど脂溶性ビタミンの吸収も悪くなっちまうぞ。

LDLは体中に届け HDLは回収する

見ての通り、俺たちにはLDLとHDLの2タイプある。両方とも肝臓に多くいるんだが、**LDLは肝臓から血液に乗って体中にコレステロールを届ける**のが仕事だ！トラックみてぇにたくさん運べるぞ。ただ、運びすぎると血管の壁にくっついちまって、**脳梗塞や心筋梗塞の原因に**なる。だからLDLは、**「悪玉コレステロール」**なんて名前をつけられてんだよな。

反対に**HDLは、バイクに乗るみてぇに血管に乗って余ったコレステロールを回収する**から、**「善玉コレステロール」**なんて呼ばれてんだ。

豆知識　コレステロールは飽和脂肪酸をもとに体内でつくられるので、多く含まれる食べものを食べてもコレステロールは増えない。

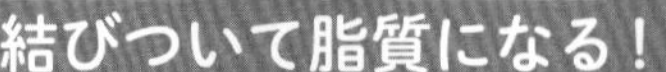

脂肪酸

Fatty acid

僕たち！

脂質になるよ…

不飽和脂肪酸

飽和脂肪酸

- 飽和脂肪酸と不飽和脂肪酸の2種類ある
- 飽和脂肪酸は動脈硬化を招く
- 不飽和脂肪酸は血液をサラサラにする

多く含んでいる食材

不飽和脂肪酸

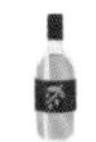

植物油

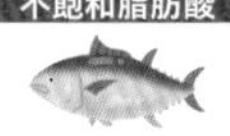

魚類

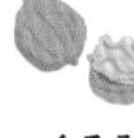

くるみ

飽和脂肪酸

肉類

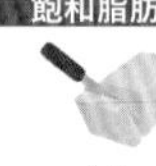

バター

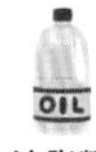

油脂類

どんな栄養素？

飽和脂肪酸はドロドロに、不飽和脂肪酸はサラサラに

ど〜も〜！　僕たち、脂肪酸です！　脂質をつくる栄養素といえば、僕たちのことですね〜。僕たちは大きく**飽和脂肪酸と不飽和脂肪酸に分けられる**んですよ。

飽和脂肪酸は、牛肉や豚肉の脂身やバターなんかにたくさん含まれていて、**体内でコレステロールの材料に**なるんです。摂りすぎると、血液中のＬＤＬ（悪玉コレステロール）が増えすぎて、**血液がドロドロに……**。動脈硬化の原因ですね。

不飽和脂肪酸は、植物油や魚にたくさん含まれていますね〜。コレステロールの量、とくにＬＤＬを減らすので、**血液をサラサラに**して、動脈硬化を防ぐんですよ！

ＤＨＡとＩＰＡは不飽和脂肪酸の仲間

「**ＤＨＡ（ドコサヘキサエン酸）**」とか「**ＩＰＡ（イコサペンタエン酸）**」とか、広告なんかで見たことありませんか？　これらは不飽和脂肪酸の仲間でして、マグロやサバなどの青背の魚の油に含まれています。とくにおすすめの脂肪酸ですね〜。

反対におすすめできないのが、「**トランス脂肪酸**」です。不飽和脂肪酸の一種なんですけど、スナック菓子や加工食品に含まれていて、ＬＤＬを増やして、血管をつまりやすくさせてしまうんですよ〜。

豆知識　不飽和脂肪酸にはn-3系とn-6がある。n-3系はLDLを減らしHDLを増やす効果があるが、n-6は摂りすぎるとHDLも減らす。

column.01

水

水は栄養素ではないけど、人間が生きていくためには必ず必要なもの。血液のほかに、皮膚や筋肉、臓器、骨など、いろんなところに存在しているよ。体をつくる成分の中で1番多くて、こどもは体重の83〜85%、おとなは体重の60〜65%が水なんだ！

水は血液の成分として、栄養素や酸素などを体中に運んだり、逆に、細胞から出た老廃物を運び去って、尿として体の外に出したりしているよ。

あと、栄養素は体の中で、代謝などの化学反応をおこしているんだけど、それはぜーんぶ体液の中でのことなんだ。つまり、水がないと栄養素は働けないってこと！

さらに、水は気温の影響を受けにくいから、体温を一定に保つのにも役に立っているよ♪

ところで、みんなは1日にどのくらいの水を飲めばいいと思う？　正解は……じゃーん！　2.2リットル！　「そんなにたくさんは無理！」って思う人もいるかもしれないけど、だいじょうぶ♪　1.1リットルくらいは食事で摂ることができるからね。でも、運動して汗をかく場合は、より多く摂ったほうがいいから、水はこまめに飲むようにしてね！

②ビタミン

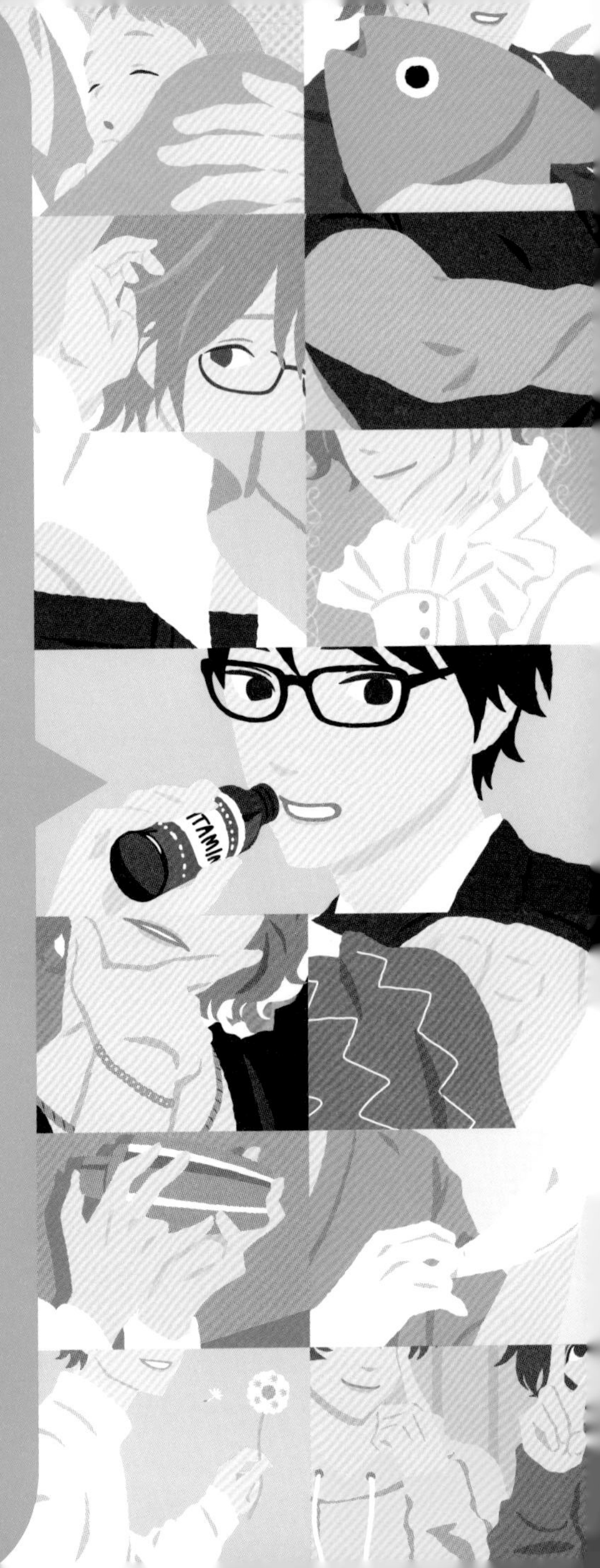

ほかの栄養素の働きを助けるのがビタミン。三大栄養素はビタミンがいないと働けないんだよ。体のいろんなところで活躍するビタミンのこと、ちゃーんと覚えておいて!

栄養素のイロハ②

代謝をサポートするビタミン

体の健康維持にいたるところで大活躍!!

五大栄養素の1つのビタミン。ここでは、体に必要な13種類のビタミンを紹介するよ！

ビタミンは、エネルギーや体をつくる材料にはならないけど、**三大栄養素などがエネルギーや、体の材料になるのをサポートする**よ。それに、体の健康を保つためにいろんな場所で働く、とっても大切な栄養素なんだ♪　**熱に弱く、水に溶ける「水溶性ビタミン」**と、**熱に強く、油に溶ける「脂溶性ビタミン」**の2つに分けられるよ。

目や皮膚の
健康を保つよ
ビタミンA
丈夫な骨と歯に
不可欠だぜ
ビタミンD
美しさと若さを
キープするよ
ビタミンE
血液と骨を
健康にします
ビタミンK
脂溶性ビタミン

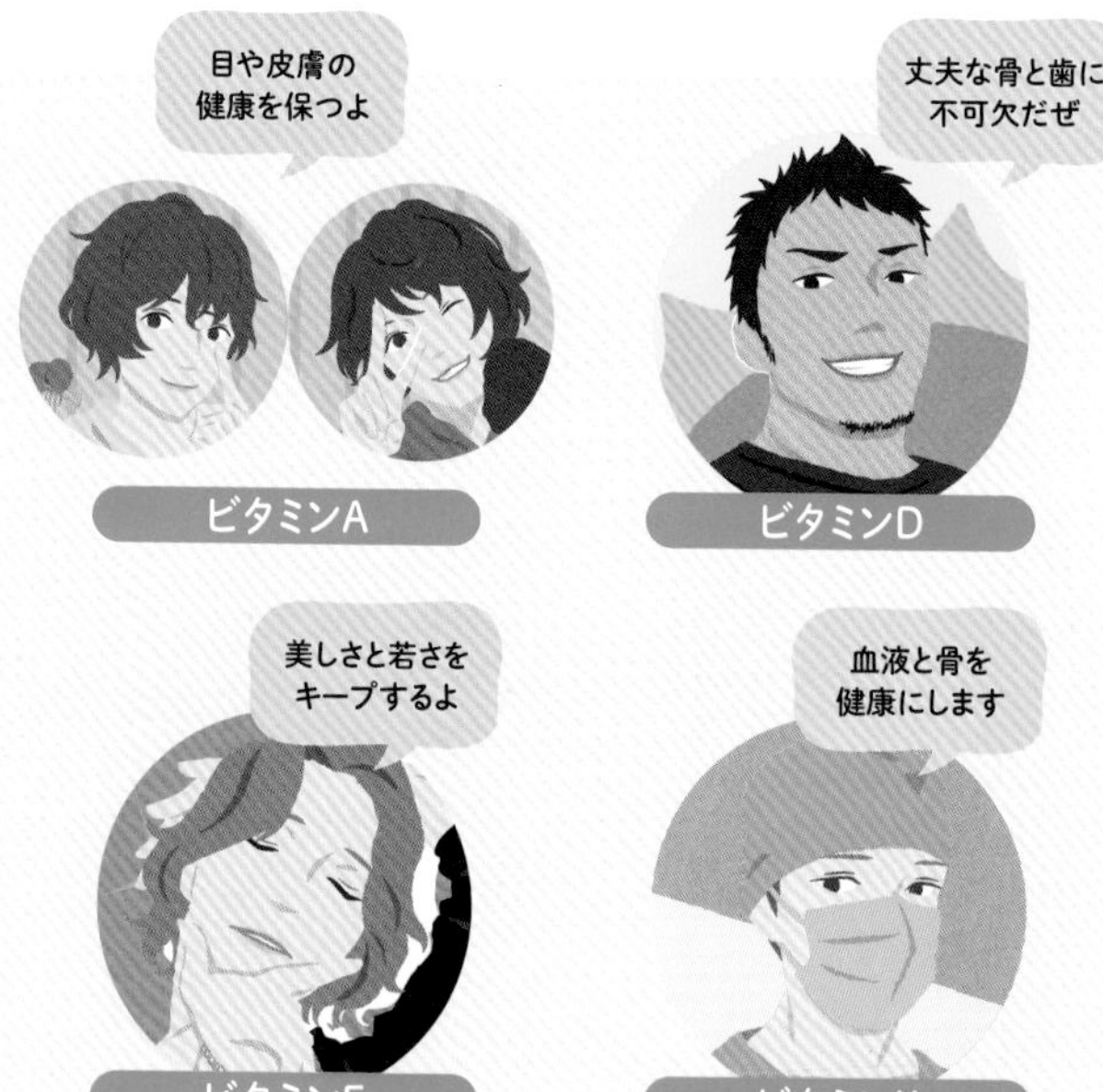

水溶性ビタミンは、ビタミンB群と呼ばれるビタミンB1、ビタミンB2、ナイアシン、パントテン酸、葉酸、ビタミンB6、ビタミンB12、ビオチンと、ビタミンC。体に蓄えることができないから、**たくさん摂っても必要な量以外は捨てられてしまう**んだ。

脂溶性ビタミンには、ビタミンA、ビタミンD、ビタミンE、ビタミンK。体に蓄えることができるけれど、**摂りすぎると中毒をおこしてしまうものがある**よ。

体に必要なビタミンの量は少しだけど、不足すると悪い影響が出るし、体内でつくれないものも多いから、毎日、食べものからこまめに摂らなきゃいけないんだ。

疲労回復を助けます
ビタミンB1
脂質を分解するよ〜
ビタミンB2
アルコールを分解します
ナイアシン
ストレスをやわらげるよ
パントテン酸
赤ちゃんの発育に不可欠です
葉酸
リラックスさせるよぉ
ビタミンB6
赤血球づくりを助けます
ビタミンB12
健康な美肌を保つのです
ビオチン
健康と美容の味方だよ
ビタミンC

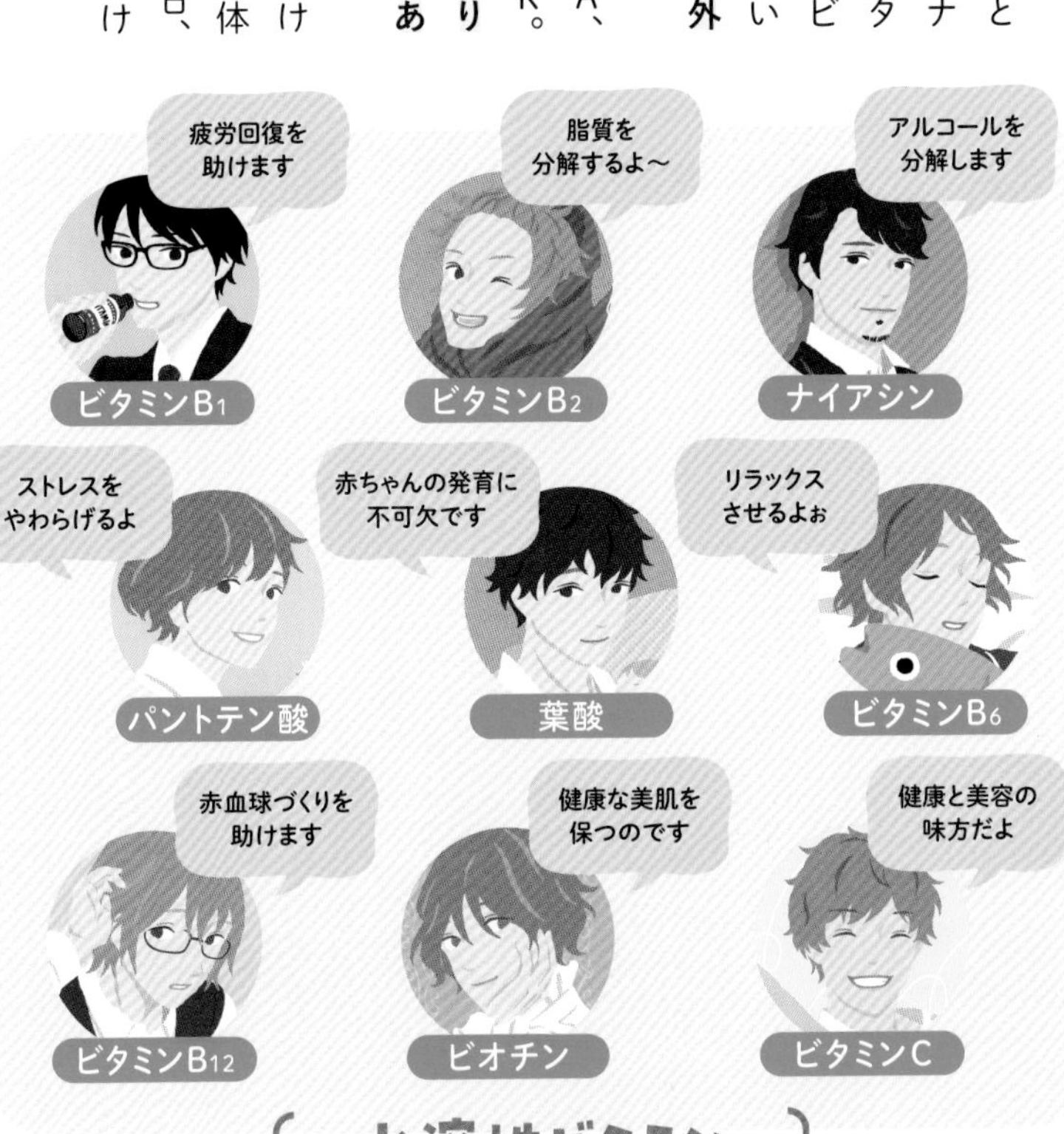

水溶性ビタミン

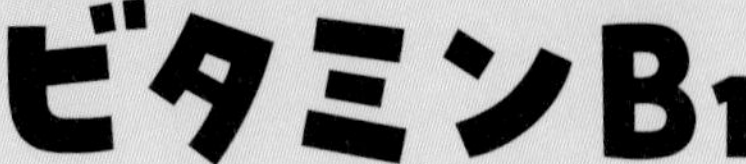

ビタミンB1

Vitamin B1

エネルギーチャージの時間だよ！

- 疲労物質の乳酸をエネルギーに変える
- 糖質の代謝に必要不可欠なビタミン
- 不足が続くと、脚気になることも

多く含んでいる食材

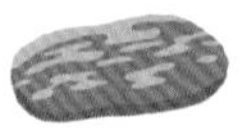
豚肉

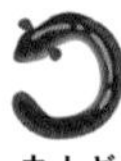
ウナギ

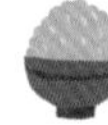
穀類

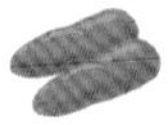
タラコ

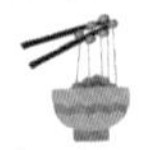
大豆製品

どんな栄養素？

乳酸や糖質をエネルギーに変える

疲れたりだるくなったりすることって、よくありますよね。そんなときに活躍するのが、僕なんです！

人間は運動すると、体の中に「乳酸」っていう疲労物質がたまってしまいます。僕は、この**乳酸をエネルギーに変える手助けをして、たまった疲れを回復させているん**ですよ。だから、疲れがたまっているようなら、僕を積極的に摂ることをおすすめします！

それともう1つ、僕には大切な仕事があるんです。僕は、**糖質を体で使うエネルギーに変える**ためにも働いているんですよ。きちんと変えないと、糖質は脂肪になってしまうので、僕が不足すると太ってしまうんですよね。パンやパスタ、スイーツなんかがお好きな方は、どうか僕をお忘れなく！

脳や神経の働きを正常に保つ

体中にはりめぐらされた神経の働きは、脳がコントロールしているんです。だから、脳にはたくさんのエネルギーが必要。僕は、脳の唯一のエネルギー源である糖質を、エネルギーにつくり替える仕事をしているので、**脳と神経の働きを正常に保つことでも役立っているん**ですよ。

豆知識　ビタミンB_1は、アルコールを分解してエネルギーにするのに必要な栄養素でもある。

不足したら？　摂りすぎたら？

疲れやすくなるだけでなく頭の回転も悪くなる

糖質の代謝に関わる僕が不足してしまうと、糖質がうまくエネルギーにならないし、乳酸もたまってしまうので、**疲れやすくなる**んですよ。エネルギーにならなかった糖質が脂肪に変わることで、**太ってしまうこともある**んです。脳のエネルギーが不足してしまうから、**ボーっとしたり、イライラしたりすることも**。

とくに注意していただきたいのは、糖質がたくさん含まれる甘いスイーツやパン、パスタなんかがお好きな方ですね。糖質を摂りすぎると、僕もたくさん必要になるので、どうしても不足しがちになってしまうんです。

脳や神経に障害が出て怖い病気につながることも

僕の不足が続くと、**脚気になる**こともあるんです。**脚気は、心臓の機能が低下して足がむくんだり、神経に障害がおきて足がしびれたりする**病気です。また、**ウェルニッケ脳症という病気**になることも。これは**眼球の運動が麻痺したり、うまく歩けなくなったり、意識を失ったりする**怖い病気なんです。

ちなみに僕は摂りすぎても蓄えられず、尿として出ていくので、気兼ねなく摂ってくださいね！

豆知識　脚気は江戸時代から大正時代にかけて、白米を多く食べる人を中心に日本で流行した。

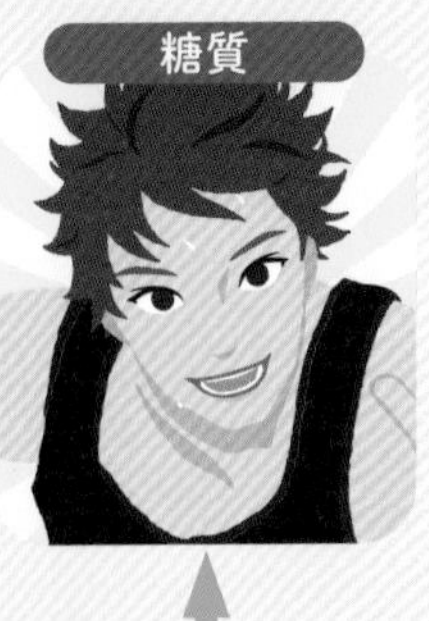

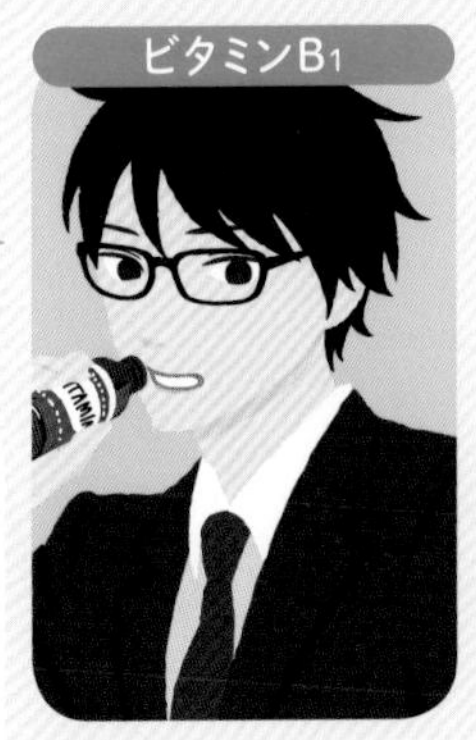

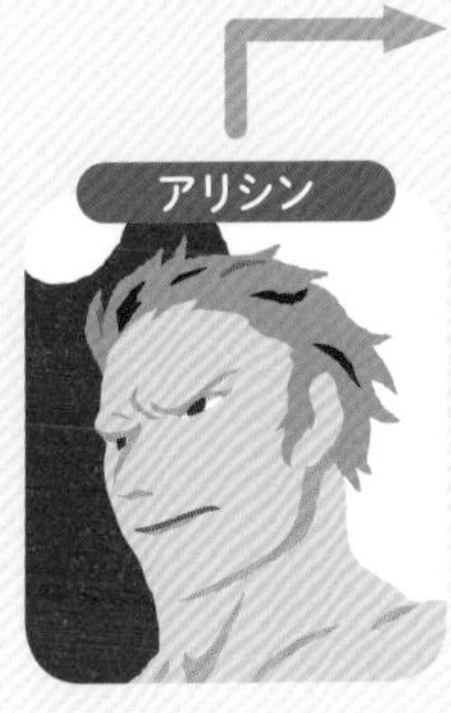

支配人くん直伝！ 上手な摂り方

ビタミンB_1といえば、なんといっても豚肉！熱に弱いから、火を通しすぎないようにね。水に溶けやすいビタミンB群だから、スープ料理にすれば、溶け出た成分まで一緒に食べられるよ。

じつはお米のぬかに多く含まれているから、ふだん食べている白米を玄米や胚芽米に変えるだけで、摂取量がアップ！ 白米のときは、ぬか漬けをおともにしてみたら？

あとは……そうだ！ にんにくに含まれている硫黄化合物のアリシンは、ビタミンB_1が壊れるのを防いでくれるから、豚肉とにんにくの相性はバツグンだよ♪

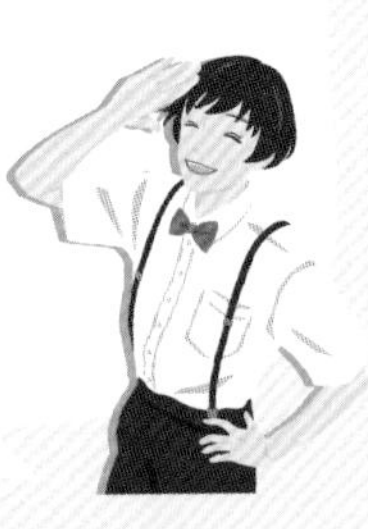

ビタミンB_2

Vitamin B_2

一緒に
ダイエット
がんばろう！

- 脂質の代謝に必要不可欠なビタミン
- こどもや胎児の成長を助ける「発育ビタミン」
- 不足すると、肌や口のトラブルを招く

多く含んでいる食材

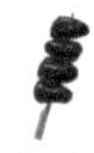
レバー

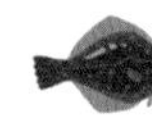
魚類

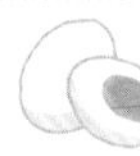
卵

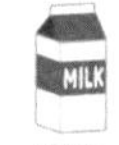

牛乳

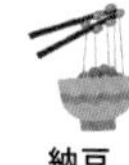
納豆

どんな栄養素？

脂質を燃焼してエネルギーに変える

ワン、ツー、スリー、フォー♪　おーい、ついてこれてる～!?　こんにちは！　俺の特技は、ダイエットをがんばっている人をサポートすること！　**タンパク質や糖質、脂質の代謝を促して、エネルギーに変える**働きがあるからね♪　とくに、**脂質の代謝に不可欠**な栄養素だから、体についた脂肪を燃焼させることもできちゃうよ！　ダイエット中じゃない人でも、から揚げとか焼き肉とか油っこいものを食べたら、そのときはぜひ俺を摂ってね！

ほかにも、**ドロドロの血液をサラサラにする効果がある**から、動脈硬化などの生活習慣病予防にも役立ってるよ♪

体の成長を助ける発育ビタミン

俺は、体が新しい細胞をつくるときにも活躍してるんだ。**タンパク質が体の材料になるのを助けたり、脂質が新しい細胞膜になるのをサポートしたり**しているからね！　だから、皮膚や髪、爪、口の中の粘膜などの健康維持にも関わっているよ。

新しい細胞をつくるってことは、胎児や成長期のこどもの発育にも深く関わっているってこと。だから俺は、**「発育ビタミン」や「成長ビタミン」って呼ばれる**こともあるよ♪

豆知識　ビタミンB_2は、成長を意味するgrowthの頭文字Gをとって、「ビタミンG」と呼ばれた過去がある。

不足したら？　摂りすぎたら？

おとなはメタボ、肌荒れに こどもは成長障害に

脂質を燃焼させる俺が不足すると、当然太りやすくなっちゃうんだ。**皮下脂肪や内臓脂肪が蓄えられて、メタボリック症候群に**なってしまうことも……。そうそう、「メタボ」ってやつだね～。

あとは、肌が脂っぽくなって炎症をおこしたり、吹き出物ができたり、**肌のトラブルを招く**んだ。ニキビが気になる人は不足させないよ～に！

それと、口内炎や、口の端が腫れて切れる口角炎、唇が腫れる口唇炎など**口のトラブルも招く**こともあるよ。

「発育ビタミン」ともいわれている俺だから、**成長期のこどもや妊婦さんで不足してしまうと、こどもや胎児の成長が遅れる**など、悪い影響が出てしまうから、注意してね！

尿に溶けて、体の外へ出ていく

ビタミン剤なんかを飲んだあと、尿の色が黄色くなってることあるでしょ？　あれは、水に溶けた俺なんだ～。あんなふうに**体の外へ出ていってしまうから、たくさん摂っても害をおこすことはない**よ。

だけど、一度にたくさん摂っても、体の外へ出ていってあまり意味がないから、俺のことは、毎日少しずつ摂るよ～に！

豆知識　ビタミンB_2は、大豆にはあまり多く含まれていないが、納豆にはたくさん含まれている。

ビタミンB_6

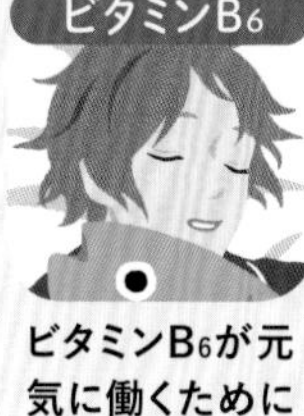

ビタミンB_6が元気に働くために不可欠

ビタミンB_2

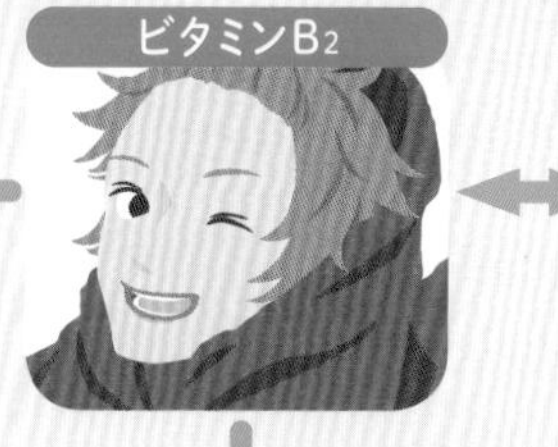

パントテン酸

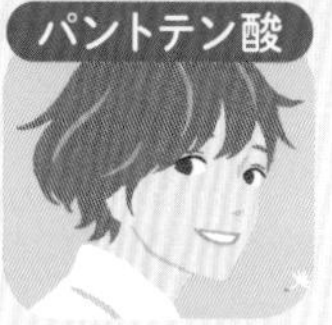

パントテン酸と一緒に脂質の代謝を助ける

タンパク質

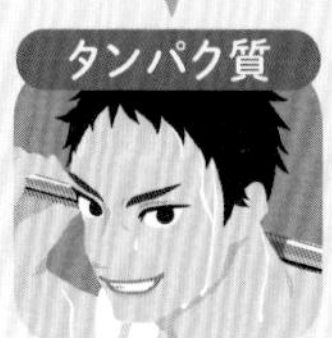

糖質

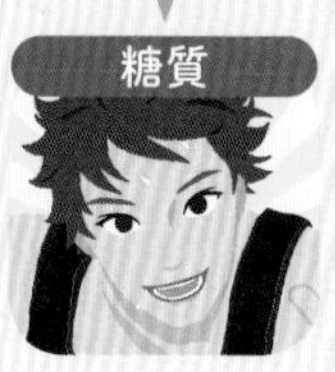

脂質

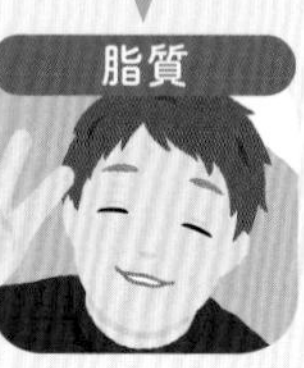

タンパク質、糖質、脂質がエネルギーになるのを助ける

支配人くん直伝！

上手な摂り方

ビタミンB_2は、レバーや魚に多く含まれているよ。水溶性だけど、熱にはけっこう強いから、調理で失われる心配はないんだ。でも、光には弱いから、日光があたるところに保存しちゃダメだよ。

卵、牛乳のほか、納豆にも多く含まれているんだけど、これらは洗わずに、そのまま食べたり飲んだりできるから、ビタミンB_2が失われずに済むよ♪

ビタミンB_2と一緒に、パントテン酸を摂ると、脂質の燃焼がアップするから、どちらも多く含んでいる、レバーと納豆は、ダイエットにおすすめ！

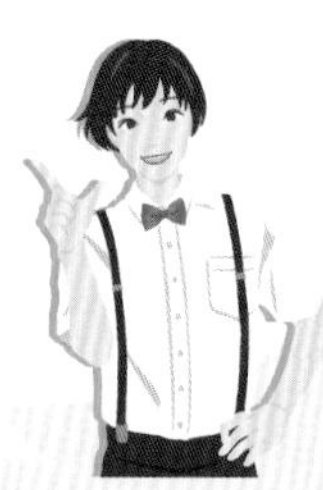

ナイアシン

Niacin

二日酔いにはさせませんよ

- 二日酔いの原因を分解して無毒化する
- 悪玉コレステロールを減らす
- 不足や摂りすぎの心配はほぼない

多く含んでいる食材

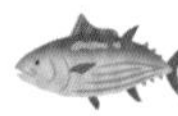
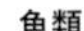
魚類

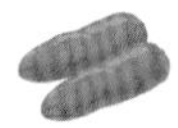
タラコ

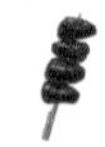
レバー

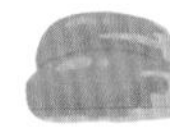
鶏肉

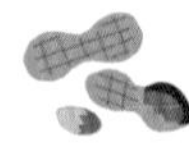
ピーナッツ

アセトアルデヒドを分解して二日酔いを防ぐ

あなたはお酒を飲んで、頭痛や吐き気がした経験はありますか？　それは、**アルコールを摂ることで生まれるアセトアルデヒドという物質が原因**なんですよ。私は**この物質を分解して、無毒な物質に変える働きを手助け**しています。もし、あなたがお酒をお好きなら、一緒に私も摂るようにしてください。あなたを二日酔いから守ってみせますよ。

ついつい飲みすぎて、二日酔いになってしまったときも、私を呼んでください。つらさをやわらげてさしあげますので。

治療薬として注目される

私の仕事は、アルコールの分解だけではありません。三大栄養素の**タンパク質、糖質、脂質の代謝に関わり、彼らをエネルギーにするサポート**もしております。また、**タンパク質が筋肉や皮膚などの細胞になるときも、私が手助け**していますよ。

そうそう、血液中のコレステロールや中性脂肪が高い人たちに対する調査で、**私を摂るとＬＤＬ（悪玉コレステロール）が減って、ＨＤＬ（善玉コレステロール）が増えたという結果**があるようです。この調査によって、僭越ながら私は治療薬としても注目されるようになりました。

豆知識　ナイアシンには、「ビタミンB_3」という別名がある。

不足したら？ 摂りすぎたら？

日本で不足することはほとんどない

私は体内でもつくられていますので、日本でふつうに食事をしていれば、足りなくなることは、まずありません。ただ、かつての南アメリカでは不足する人もいて、慢性的に足りなくなると、**ペラグラという皮膚炎や下痢をおこす病気**になる人もいました。悪化すると、頭痛や認知症などの神経障害を引きおこしたそうです。

日本ではペラグラ患者は見られませんが、**十分に食事を摂らず、大量のお酒を飲んでいると、不足したときの症状が出ることも**あります。胃もたれしたり、食欲をなくしたり、エネルギー不足でだるくなったりもしますよ。

摂りすぎて害をおこすことはほぼない

日常の食事で、私を摂りすぎて健康を害することは、まずありません。**大量に摂ると皮膚が赤くなり、炎症をおこす**ことはありますが……。でも、それも一時的なもので、深刻な影響はありません。

ただ、長期間にわたって私を摂りすぎていると、**下痢や便秘のほか、劇症肝炎という重い肝臓障害があらわれる**ことがあります。でも、そんなになるまで私を摂ることはないでしょうから、心配する必要はありませんよ。

豆知識　南アメリカでペラグラがおきたのは、主食とされるトウモロコシには体内でナイアシンの原料になる物質が少ないため。

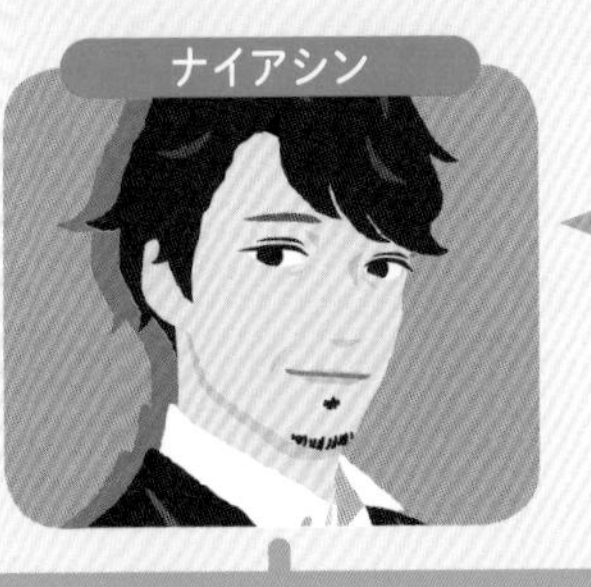

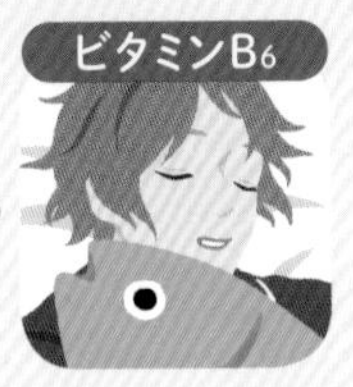

ナイアシンが体内でつくられるのを手助けする

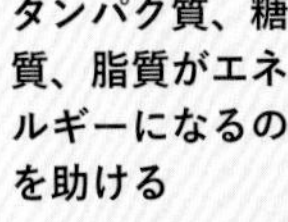

タンパク質、糖質、脂質がエネルギーになるのを助ける

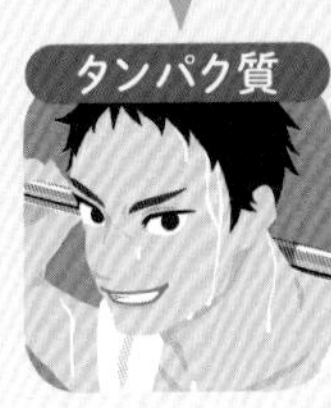

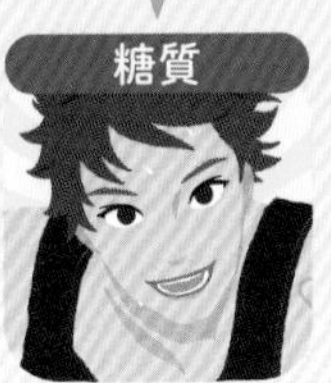

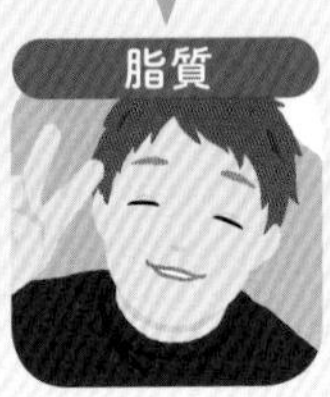

支配人くん直伝！

上手な摂り方

カツオ、マグロ、サバ、アジなど、青背の魚に豊富なのがナイアシンだよ。熱や光などには強いから、調理や保存で壊れにくい栄養素なんだ。

ただ、水に溶け出しやすいから、魚の煮物をつくるときは、煮汁も食べられるように、うす味にするといいよ。

ナイアシンには、アルコールを分解する効果があるから、お酒のおともにぜひ加えたいビタミンなんだ。例えば、ピーナッツにも多く含まれているから、ビールを飲むときに一緒に摂るとかね♪　飲む前にピーナッツを先に食べておくと、さらに効果的だよ！

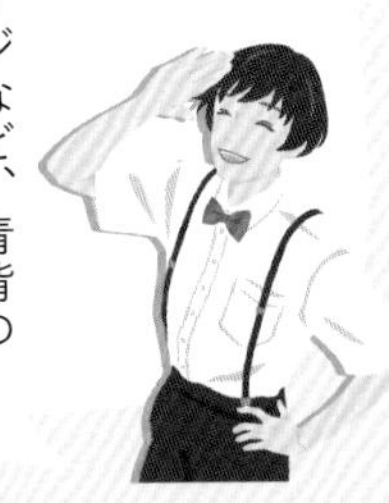

パントテン酸

Pantothenic acid

心がやすらぐ魔法だよっ♪

- ホルモンをつくって、ストレスをやわらげる
- エネルギーづくりに必要なコエンザイムAになる
- 妊婦やお酒・コーヒー好きは不足に注意

多く含んでいる食材

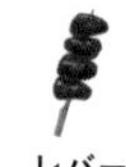
レバー

鶏肉

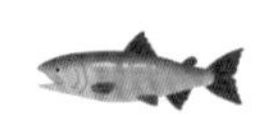
サケ

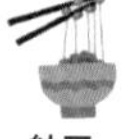
納豆

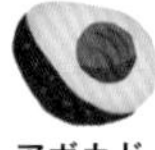
アボカド

どんな栄養素？

ストレスをやわらげるホルモンをつくる

お疲れさま！　……なんだか元気がないみたいだけど、だいじょうぶ？　会社や学校でなにかあった？　よ〜し、じゃあ、癒しの魔法をかけてあげる！　僕は「**抗ストレスビタミン**」っていわれるぐらいの癒し系なんだ♪　きっときみの**ストレスをやわらげることができる**はず！

体はストレスが生じると、それをやわらげるために**副腎皮質ホルモンっていうのがつくられるんだよ。僕はこのホルモンづくりを助けているんだ！**　これが僕の癒しの魔法のひみつだよっ♪

免疫力や代謝を高める

僕の仕事はストレス軽減だけじゃないよ。**免疫力を高めて、**風邪などを防ぐ効果もあるし、**HDL（善玉コレステロール）を増やして、コレステロールのバランスをよくする**こともできちゃう♪　それとそれと、**ビタミンCのコラーゲンづくりをサポート**して、お肌や髪の毛をツヤツヤに保つことにも役立ってるんだ！

それに、僕は**エネルギーづくりに欠かせないコエンザイムAの原料**になるんだよ。タンパク質や糖質、脂質がエネルギーになるときにも活躍し、きみの代謝をアップさせているんだよ♪

豆知識　パントテン酸には、「ビタミンB5」という別名がある。

不足したら？ 摂りすぎたら？

妊婦のほか お酒・コーヒー好きは注意

僕の名前にある「パントテン」は、ギリシャ語で「いろいろなところに存在する」って意味なんだ。僕は、その名の通り、**ありとあらゆる食べものに含まれているよ♪　それに、腸の中にいる腸内細菌たちも僕をつくってくれる**から、ふつうに食事をしていれば、僕が不足することはないはず！

でも、注意してほしい人もいるんだ。例えば、**妊婦さんや授乳中のお母さん**。あとは、**お酒やコーヒーをたくさん飲む人**。こんな人たちは、僕を**必要とする量が多くなっている**から、足りなくならないように気をつけてほしいな！

僕が足りなくなってしまうと、**頭痛や疲れのほか、食欲がなくなったり眠れなくなったり、手足の感覚がおかしくなったりする**ことがあるんだ。さらに、免疫力が落ちて風邪をひきやすくなることや、ストレスに弱くなってしまうこともあるんだよ。

摂りすぎによる障害は知られていない

僕を摂りすぎることで、健康に悪い影響が出るなんていうことはないから安心してね♪　僕は水溶性だから、必要以上に摂っても尿として、体の外へ出ていってしまうからね。

豆知識　パントテン酸は、食べる量を極端に減らしたダイエットをしていると不足することがある。

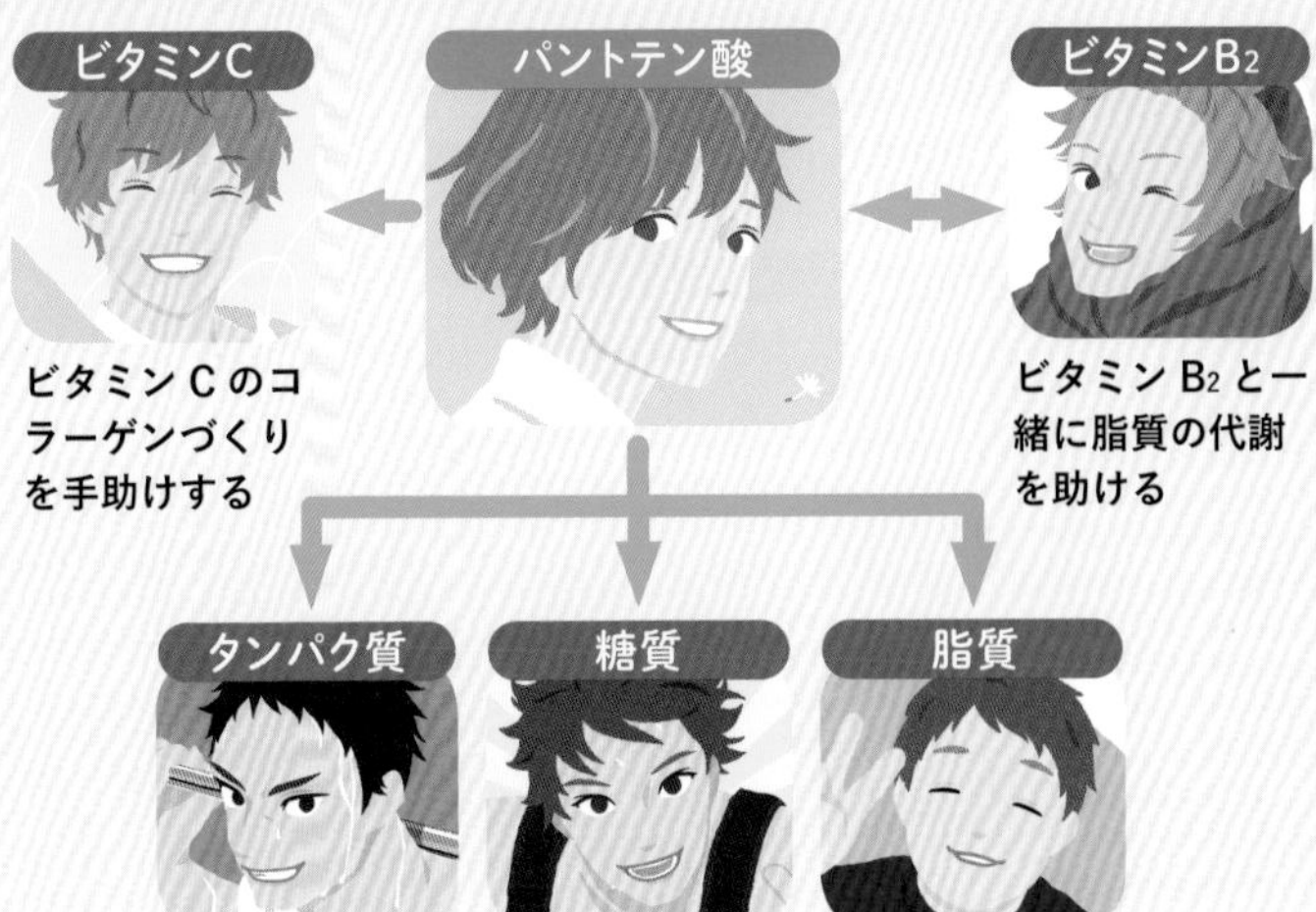

支配人くん直伝！

上手な摂り方

いろいろな食べものに含まれるパントテン酸。とくにレバーや鶏ささみに多いけど、調理には弱いんだ。水に溶けやすく、熱に弱いからね。ゆでると、半分くらい失われてしまうよ。でも、納豆やアボカドにも多く含まれていて、これらは生で食べられるから、手軽に取り入れることができるよね！

パントテン酸と、不安やイライラを防ぐGABA（ギャバ）をつくりだすビタミンB_6を一緒に摂れば、ストレス対策もバッチリ♪　また、蒸した鶏ささみとパプリカのサラダは、パントテン酸とビタミンCが一緒に摂れるから、美肌をめざす人はぜひ！

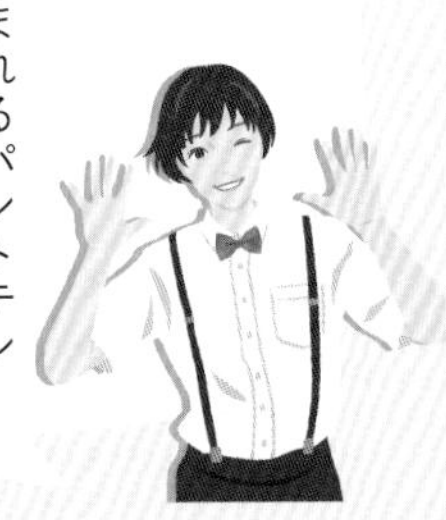

葉酸

Folic acid

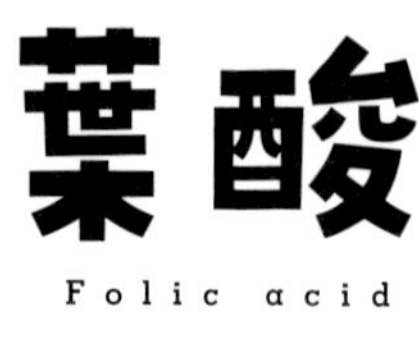

赤ちゃんと
妊婦さんを
守ります

- DNAをつくって、赤ちゃんを健康に育てる
- 赤血球をつくって、貧血を防ぐ
- 不足すると貧血をおこし、疲労を感じる

多く含んでいる食材

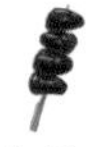
レバー

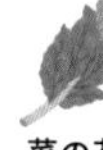
菜の花

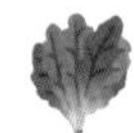
ほうれん草

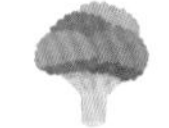
ブロッコリー

焼きのり

どんな栄養素？

妊婦に欠かせない胎児を育てる栄養素

僕は、赤ちゃんが健康に育つように、DNAづくりで重要な仕事をしています。

体の細胞には、DNAが必要不可欠。DNAは、細胞を正しくコピーするのに必要な設計図みたいなものですからね。僕はこの**DNAの材料になるうえ、DNAがきちんとつくられるようにサポート**もしているんです。

DNAがつくられると、細胞はその設計図をもとに分裂して増えていきます。そうして、新しい体の器官となっていくんですね。だから、細胞がどんどん増えている**おなかの中の赤ちゃんが大きく健康に育つために、僕は欠かせないんです**。赤ちゃんと妊婦さんのために、全力でがんばっています。

赤血球づくりに関わる

僕は血液づくりにも携わっています。血液の主成分であり、体のすみずみまで酸素を届けている赤血球。この**赤血球は、僕とビタミンB_{12}がタッグを組んでつくって**いるんですよ。赤血球は寿命が約4カ月だから、みなさんが貧血にならないよう、けっこう休みなく働いています。

最近は、もの忘れをしにくくする効果もあると、注目されています。

豆知識 葉酸には、「ビタミンB_9」や「ビタミンM」という別名がある。Mの由来は、サル（Monkey）の抗貧血物質として見出されたため。

不足したら？　摂りすぎたら？

妊娠中に不足すると胎児の障害につながることも

ふつうに食事をしていれば、不足の心配はあまりありません。でも、**妊婦さんやお酒が好きな人、たばこを吸っている人などは、僕を必要とする量が多くなる**から、注意してほしいです。

僕が体から少なくなると、**赤血球がきちんとつくられないため、貧血**がおこります。貧血になると、体中に酸素が行きわたらないため、**疲れや脱力感、頭痛や息切れなど**がおこってしまうんです。

妊婦さんで僕が足りなくなってしまうと、**赤ちゃんに障害が出てしまう**こともあるんです……。アメリカやイギリスなどでは、妊娠する前から通常よりも僕を多く摂ることが推奨されているくらいなので、覚えておいてほしいです。

じつは、僕とビタミンB_{12}は協力して、動脈硬化の原因になる物質がつくられるのを防いでいます。そのため、**不足すると動脈硬化、さらには脳梗塞などを招く**恐れもあります。

サプリメントでの摂りすぎに注意

ふつうの食事で摂りすぎることは、ほぼありません。ただ、サプリメントは要注意です。摂りすぎると、発熱やじんましんなどの症状をおこすことがあります。

豆知識　葉酸は、ほうれん草から発見されたことに由来して名前がつけられた。

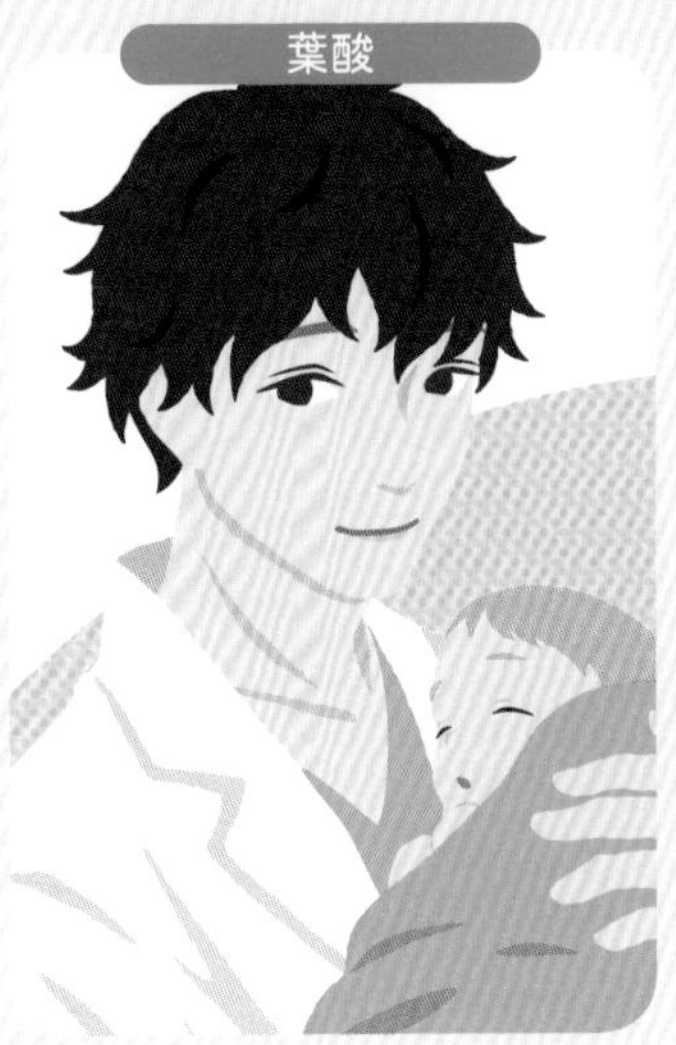

ビタミンB12と一緒に赤血球づくりをしている。ビタミンB12は、葉酸のDNAづくりを手助けしている

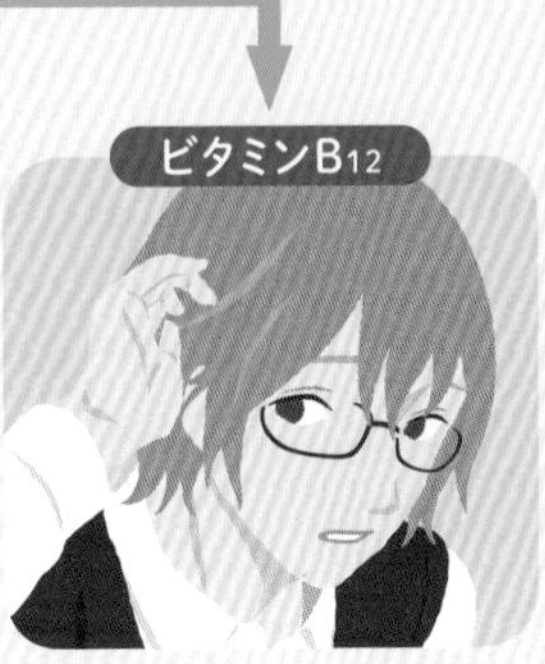

支配人くん直伝！

上手な摂り方

葉酸は、レバーのほか、菜の花など、緑の葉野菜に多く含まれているよ。ただ、水に溶けやすくて、熱にも弱いから、調理で壊れやすい栄養素なんだ。菜の花やブロッコリーの場合、ゆでると6割近く失われちゃうから、蒸し料理にするのがおすすめ！

あと、焼きのりは、1枚分で1日に必要な摂取量の4分の1が摂れるくらい葉酸がたっぷり♪　おにぎりだと、手軽に摂れるんじゃないかな！　葉酸と名コンビのビタミンB12は、アサリなどにも含まれているから、おにぎりとアサリのお吸い物は、上手に栄養が摂れる組み合わせだよ！

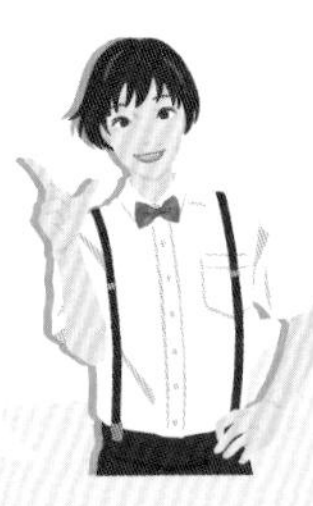

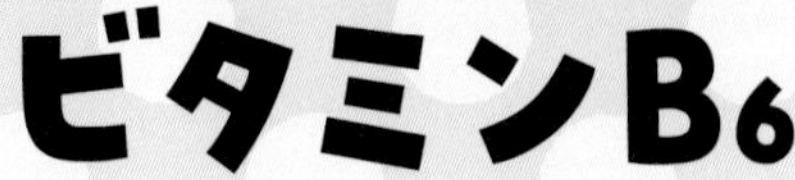

ビタミンB6

Vitamin B6

カツオを食べて
ほっとしようよ～…
むにゃむにゃ…

- GABAづくりを促進して、リラックスさせる
- タンパク質の分解・組立に不可欠
- 不足すると、肌のトラブルをおこす

多く含んでいる食材

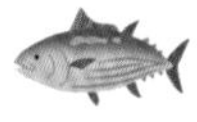
魚類

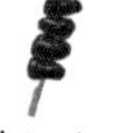
牛レバー

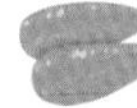

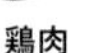
鶏肉

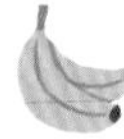
バナナ

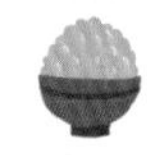
玄米

リラックス効果がある GABA（ギャバ）づくりを促進させる

おはよ〜。あれぇ？　なんかイライラしてる〜？　じゃあ、このカツオを召し上がれぇ♪　えっ、いらないの？　あ〜あ、カツオにはビタミンB_6がたっぷり含まれてるのにさぁ。あっ、僕はそのビタミンB_6。よろしくね〜。

僕は**体内でイライラを抑えるGABAっていう物質づくりを促進**させてるんだぁ。ほら〜、だまされたと思って食べていきなよぉ、カツオ。リラックスできるはずだからさぁ……。スゥ……あっ、危ない、また寝ちゃうところだったよぉ……。

タンパク質の代謝に必要不可欠

タンパク質がらみで、僕はもう1つ大事な仕事をしてるんだ〜。例えば、お肉を食べたとき、そのお肉がそのまま体のお肉になるわけじゃないよね。いったんアミノ酸に分解されて、そのアミノ酸を組み合わせて、体の筋肉や皮膚、血液なんかがつくられてるの。僕はその、**分解や組立をサポートする**っていう重要な仕事を担っているんだよぉ。あとは、**タンパク質がエネルギーになるときにも僕が必要**。僕はタンパク質の恩人ってとこかな〜、ふふふ♪

あとは最近だと、脂肪肝の予防や治療にも役立つっていわれてるんだよぉ。

豆知識　ビタミンB_6は、皮膚炎を予防するところから発見された。

不足したら？ 摂りすぎたら？

肌荒れや口内炎など肌のトラブルをおこす

僕が体に足りなくなることでおこる**トラブルといえば、肌荒れや口内炎**かなぁ。せっかくタンパク質を体に摂り入れても、僕が少ないと皮膚の材料につくり替えられないんだよねぇ……。そうすると、肌や粘膜のトラブルがおこっちゃうの。タンパク質だけじゃダメなんだよね〜。まったくもう、手がかかるぅ……。

それと、僕が不足すると**GABAの量も減っちゃうから、イライラや不眠の原因に**なることもあるだろうねぇ。

でも、僕は体内の腸内細菌でつくることもできるから、不足することは少ないんだぁ。ただ、**妊婦さんや病気で抗生物質を長く服用している人は僕を多く使うから、注意が必要**だよ〜。

サプリメントでの摂りすぎは感覚神経障害をおこす

僕は必要以上に体内に入ると尿として出ていくから、ふつうの食事で摂りすぎるっていうことはないかなぁ。だけど、**サプリメントで大量に摂り続けるとよくない**よぉ。感覚を伝える神経に障害が出て、**手足にしびれや痛みとかをおこしたり、腎臓に石ができちゃったり**するからね……。サプリメントで摂取する場合は、ちゃんと上限に気をつけてね〜。

豆知識　ビタミンB6は、妊娠中のつわりをやわらげる効果も期待されている。

ビタミンB_6

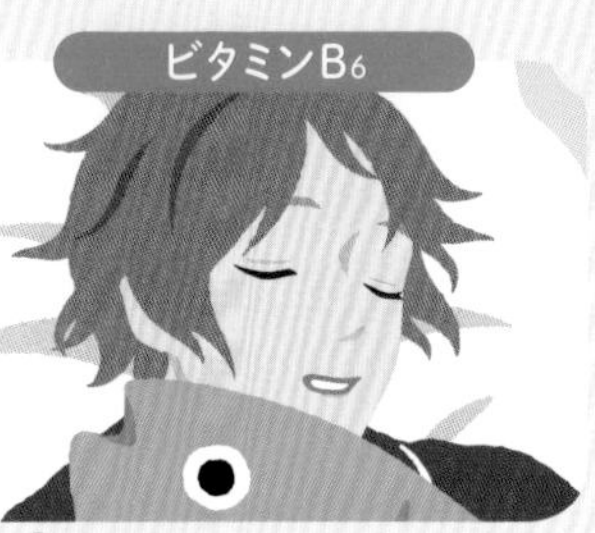

ビタミンB_6が元気に働くために不可欠

ビタミンB_2

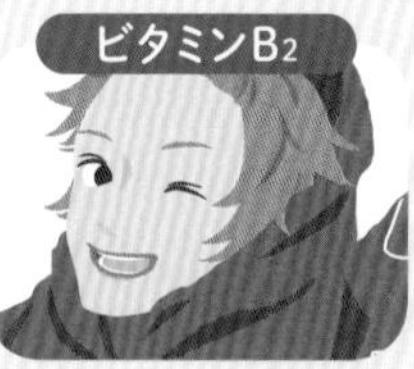

体内でナイアシンがつくられるのを手助けする

タンパク質を分解して、皮膚などになるのを助ける

ナイアシン

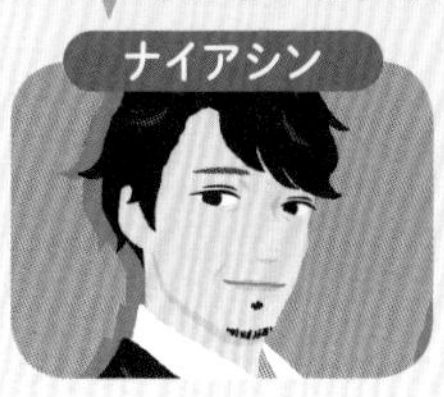

タンパク質

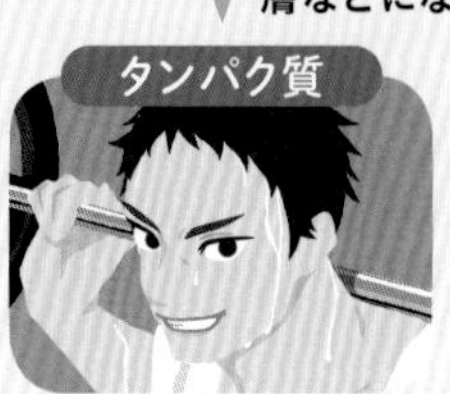

支配人くん直伝！

上手な摂り方

ビタミンB_6は、水に溶けやすいけど、熱にはけっこう強い栄養素で、カツオなどの青背の魚などに含まれているよ。

アルコールや脂質、糖質の摂取によっておこる脂肪肝の予防・治療に有効とわかったから、お酒好きの人は意識して摂るようにしてみて！　例えば、カツオのお刺身をおつまみにするとかね！

あと、ビタミンB_6は、ビタミンB_2がいないと元気に働けないんだ。だから、ビタミンB_2を多く含むバナナと、ビタミンB_6を多く含む牛乳を使った、バナナシェイクなんていいんじゃないかな♪

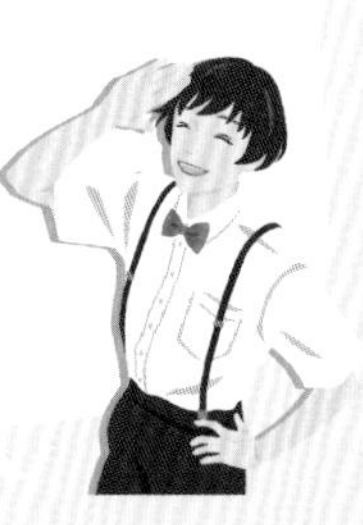

ビタミンB12

Vitamin B12

きみも貧血？
気をつけようね

- 正常な赤血球づくりを助ける
- 神経細胞を修復して機能を保つ
- 不足すると貧血になり、めまいや息切れをおこす

多く含んでいる食材

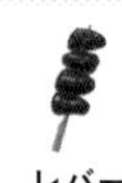
レバー

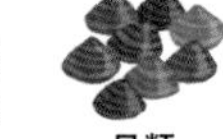
貝類

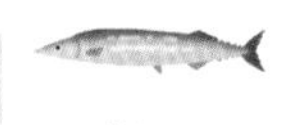
サンマ

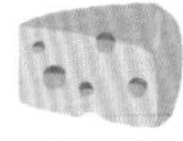
チーズ

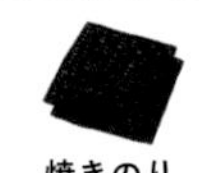
焼きのり

どんな栄養素？

葉酸と協力して赤血球をつくる

わぁっ！　ごめんなさい！　ぶつかっちゃった。軽くめまいがして……。あれ？　きみも少し顔色がすぐれないね？　貧血気味かな。だとしたら、僕が役に立つかもしれない。

申し遅れました、僕はビタミンB12。じつは僕、**「造血のビタミン」**とも呼ばれていて、**葉酸と協力して血液の中の赤血球をつくっている**んだ。

全身に酸素を運んでいる正常な赤血球が減ってしまうと、体中の細胞は酸素が足りなくなって、エネルギーがうまくつくれなくなってしまう。そうなると、貧血になっていろいろ悪い影響が出ちゃうんだ。

神経細胞の機能を保つ働きもある

僕は神経細胞の修復などでも役立っているよ。**脳や脊髄にある中枢神経や、全身にはりめぐらされた末梢神経の細胞の修復を助け、きちんと働くようにコントロール**しているんだ。手足のしびれや肩こりをやわらげる働きがあるんだよ。

また、認知症の治療薬としても期待されている。認知症になると、僕の量が少なくなるんだけど、患者さんに僕を投与したら改善がみられたみたいなんだ。このときは嬉しかったな。

豆知識　ビタミンB12は赤色をしていることから、「赤いビタミン」とも呼ばれる。

不足したら？ 摂りすぎたら？

ベジタリアンは貧血・神経障害の恐れが

僕は腸内細菌によってつくられているし、肝臓に蓄えられてもいるよ。だから、ふつうに食事を摂っていれば、不足する心配はないんだ。だけど、肉や魚を食べないベジタリアン、とくに動物性食品を一切食べないビーガンの人は、不足することがある。**僕は植物性食品には含まれていない**からね。

僕が足りなくなると**貧血になって、全身がエネルギー不足になってしまう。頭痛やめまい、吐き気、息切れなどの症状**が出るんだ。それに、中枢神経や末梢神経のコントロールもきちんとできなくなってしまうから、**手足のしびれ、肩こり、腰痛、不眠などの神経障害**がおきてしまうんだよ。あと、動脈硬化を招いて、脳梗塞や心筋梗塞を引きおこす可能性もあるんだ。

妊婦や胃腸が悪い人も不足する恐れが

妊婦さんは、いつもより多く僕が必要になる。**妊娠中に不足すると、流産や赤ちゃんに障害が出る恐れ**があるから注意してほしいんだ。あとは、胃腸の病気をした人も、僕の吸収が悪くなるから不足しやすくなるよ。

ちなみに、摂りすぎても必要な量以外吸収されないから、とくに問題はないよ。

豆知識　鉄が不足しておこる貧血に対して、ビタミンB_{12}が不足しておこる貧血を「悪性貧血」という。

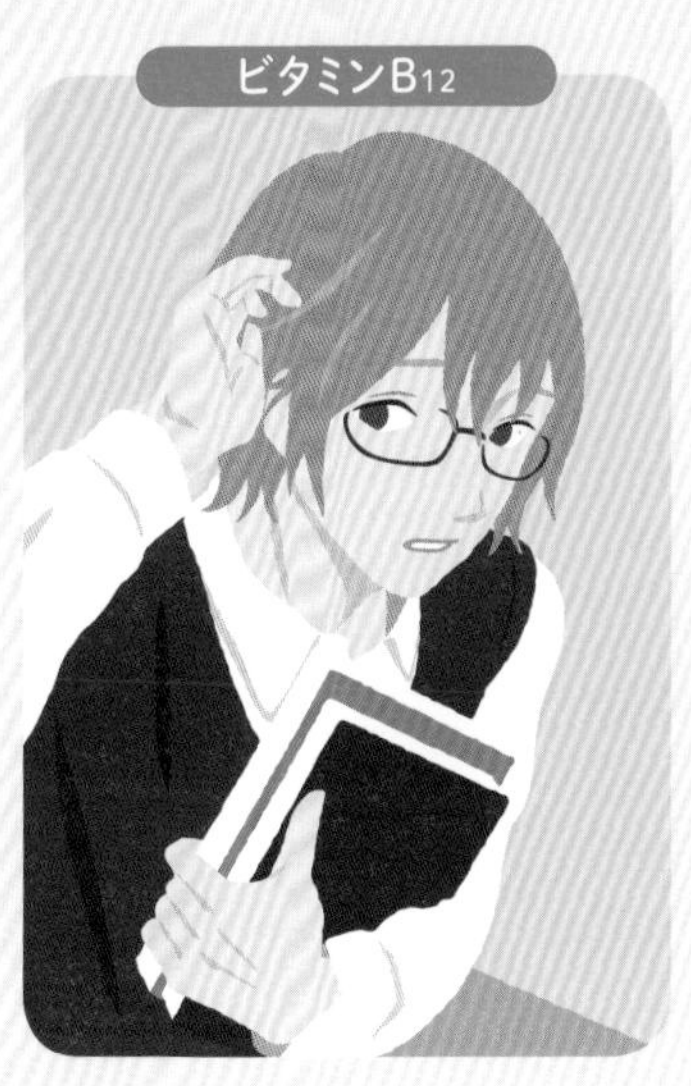

葉酸と一緒に赤血球づくりをしている。ビタミンB12は、葉酸のDNAづくりを手助けしている

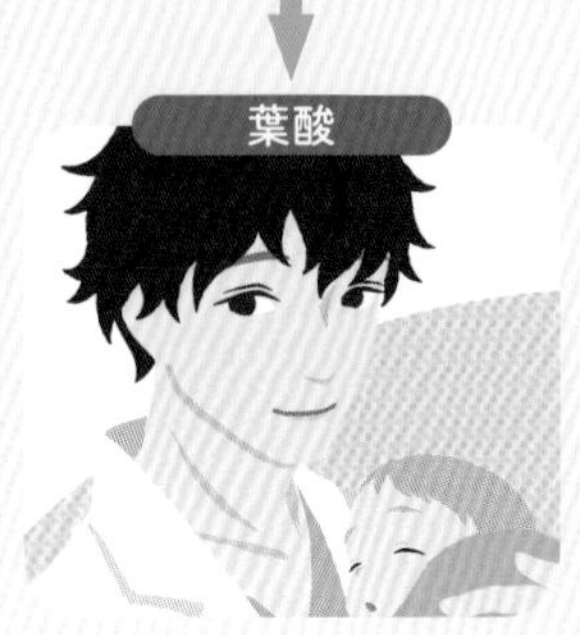

支配人くん直伝！

上手な摂り方

ビタミンB12は、植物性食品に含まれていないのが特徴だよ。そこで、最近問題になっているのが、完全菜食主義のビーガンの人。動物性食品しか食べないから、当然不足しちゃうよね……。でも、そんな人におすすめな食材があるんだ。それは、焼きのり！　焼きのりにはビタミンB12が含まれているんだよ。あとは、チーズなどの発酵食品。これらは菌類がビタミンB12をつくり出してくれるんだ。

ベストなパートナーといえば、もちろん葉酸♪　とくに、レバーと焼きのりは両方を多く含んでいるから、貧血防止に効果バツグンの食材だよ！

ビオチン

Biotin

あなたは
もっと
美しくなれ
ますよ♪

- 皮膚や髪の毛を健康な状態で保つ
- アトピー性皮膚炎の治療薬にも使われる
- 不足すると、皮膚炎など肌や毛髪に悪影響が出る

多く含んでいる食材

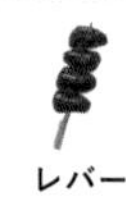
レバー

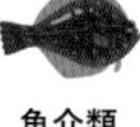
魚介類

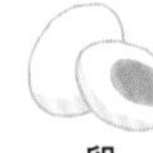
卵

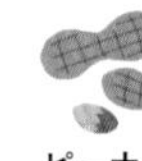
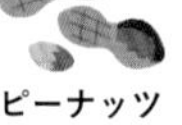
ピーナッツ

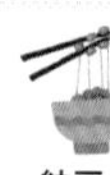
納豆

どんな栄養素？

ドイツで発見された美肌ビタミン

私の名前はビオチン。私には古い名前もあって、その名を「ビタミンH」といいます。このHは、ドイツ語で「肌」という意味をもつ〝Haut〟の頭文字。私はドイツで発見されたビタミンなのです。

この語源からもわかる通り、私は**美肌効果があるビタミン♪　皮膚の炎症を抑え、肌や髪の毛の新陳代謝を促し、健康な状態に保ちます**。あなたがもし、ハリのあるなめらかな肌や、つややかな髪を望むのなら、私のことをどうか忘れないでいてくださいね。そう、あなたはもっと美しくなれるのですから♪

アトピー性皮膚炎の治療薬になる

皮膚の炎症を抑える私は、**アトピー性皮膚炎の治療薬にも使われているん**ですよ。アトピー性皮膚炎になると、体内でつくられるヒスタミンという物質が炎症やかゆみを引きおこします。私には、このヒスタミンを体の外へ出す作用があるので、炎症やかゆみの改善が期待されているのです。

また、私は**三大栄養素のタンパク質や糖質、脂質がエネルギーに変わるときのサポートも**しているんですよ。この仕事も私の大きな役割の1つなので、ぜひ覚えておいてくださいね♪

豆知識　ビオチンには、「ビタミンB_7」という別名がある。

不足したら？ 摂りすぎたら？

抗生物質を長く飲んでいると不足の恐れがある

少しずつですが、私はさまざまな食べものに広く含まれていますし、腸内細菌によって、体の中でもつくられていますから、不足する心配はないのではないでしょうか♪　ただ、**病気で抗生物質を長く飲んでいる人は、腸内細菌が死んでしまうため、足りなくなる可能性**があります。

それと、生卵の卵白を大量に長期間摂り続けていると、私が腸から吸収されにくくなるため、私が不足してしまうことがあります。そんな人はあまりいないと思いますが、念のため、教えておきますね♪

私が不足すると、**皮膚炎**を引きおこします。ほかにも、**爪がもろくなったり、肌がくすんできたり、白髪が増えたり、抜け毛が増えたり**……、肌や髪の毛などにいろいろ悪い影響が出てしまうのです。

また、私は三大栄養素のエネルギー化をサポートしているので、不足すると、**体がだるくなったり、疲れやすくなったり**することもあります。

摂りすぎで健康障害がおこることはない

食事からの摂りすぎについては、とくに心配いりませんよ。私は医薬品としても使われていますが、これまで健康障害は報告されておりませんから。

豆知識　長期間、下痢が続くと、ビオチンをつくる腸内細菌が減ってしまうので不足の恐れがある。

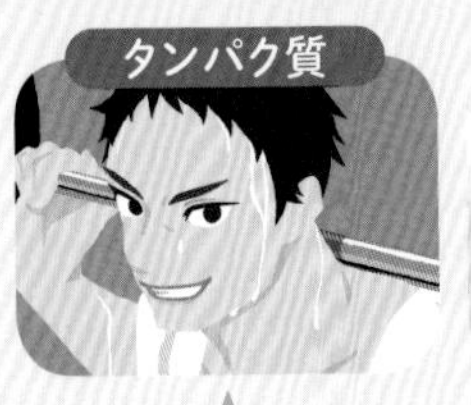

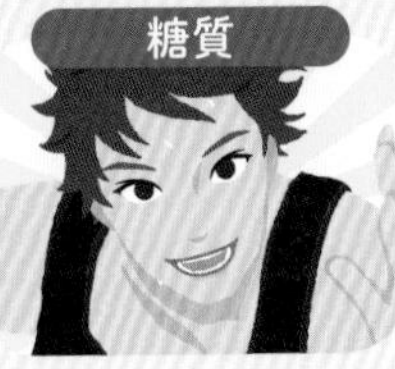

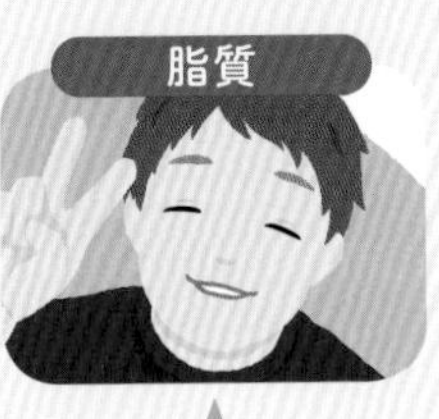

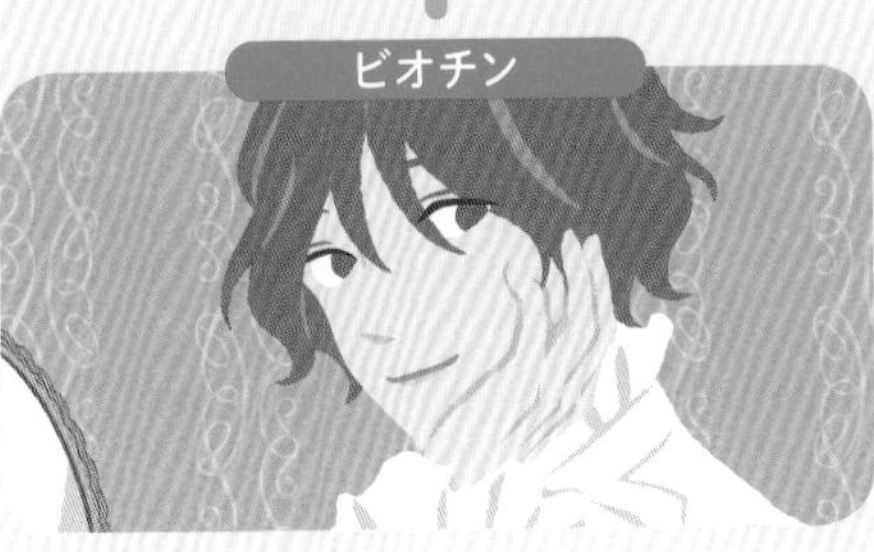

タンパク質、糖質、脂質がエネルギーになるのを助ける

支配人くん直伝!

上手な摂り方

いろいろな食べものに少しずつ含まれているビオチン。とくに多いのはレバー！　ほかにも、魚介類のカレイや、卵、ピーナッツなどに、たくさん含まれているよ。

水溶性だけど熱にとても強くて、壊れにくいビタミンだから、調理によって減ってしまうことはほとんどないんだ。

糖質がエネルギーになるのを助けているから、ごはんの糖質が気になる人は、ビオチンが含まれているものを一緒に摂ってみて！　例えば、納豆ごはんや卵かけごはんは、すごくいいメニューだよ！　納豆や卵にはビオチンが多く含まれているからね♪

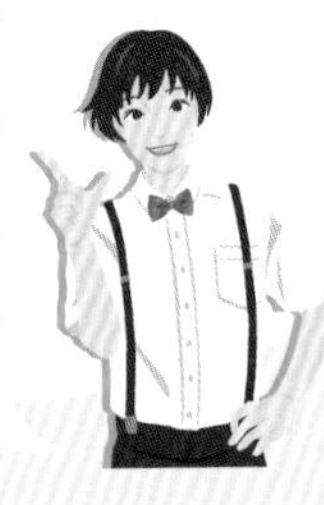

ビタミンC

Vitamin C

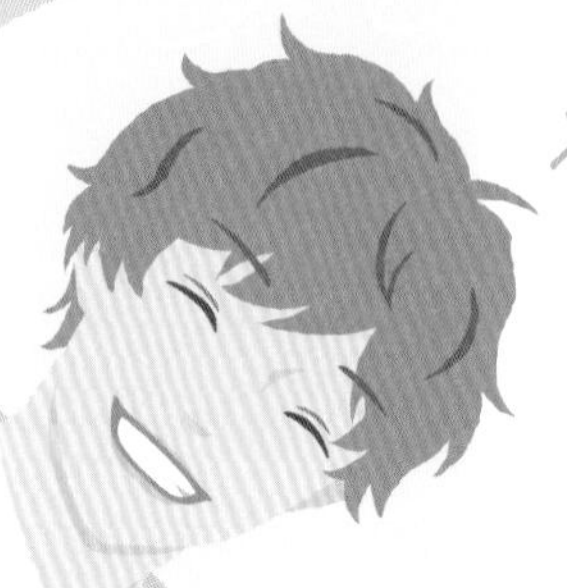

- 免疫力を高め、風邪をひきにくい体にする
- 活性酸素を抑え、シミやシワを防ぐ
- 不足すると、歯茎から出血することもある

多く含んでいる食材

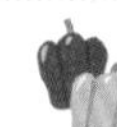
パプリカ

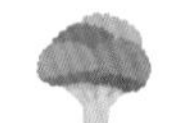
ブロッコリー

菜の花

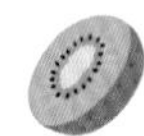
キウイフルーツ

柑橘類

どんな栄養素？

風邪や動脈硬化を防ぎ、シミやシワも予防する

ありゃ、風邪気味なのっ⁉　それなら俺の出番だね！「風邪にはビタミンC」っていうでしょ？　俺には、ウイルスや細菌の侵入を防ぐ白血球を助ける働きがあるんだ♪　だから、**免疫力を高めて、風邪をひきにくい体にする**ことができるよ！

俺は体内で**コラーゲンをつくるのに欠かせない栄養素**でもあるんだ。コラーゲンは、皮膚や血管、骨などの細胞をつないで、丈夫にする役割があるんだよね。だから、きみの**肌をなめらかにすることもできる**んだ。コラーゲンは、傷ややけどの治りも早くしてくれるよ！

あとは、老化の原因である活性酸素の働きを抑える効果も俺にはあるから、**動脈硬化なんかの生活習慣病を防ぐ**こともできるし、**肌のシミやシワを予防する**こともできるんだ。

きみの健康と美容は、俺に任せて！

ストレスに対抗するホルモンをつくる

きみはストレスをためやすいタイプ？　もしそうなら、きっと俺が役に立てるはず！　俺は、副腎皮質ホルモンっていう**ストレスに対抗するホルモンをつくるときにも使われる**んだ。このホルモンは癒し効果バツグンだよ〜！

豆知識　ビタミンCは、たばこを吸うと大量に使われるので、十分に摂っていても喫煙者は不足しがち。

不足したら？ 摂りすぎたら？

壊れやすいデリケートなビタミン

俺はビタミンB群と同じ水溶性ビタミン。**水に溶け出しやすい**んだよね〜。それに、**熱や光、空気の影響でも、壊れやすい**んだ。だから、せっかく摂っても、たばこの煙やストレスで消費してしまうし、2〜3時間経てば体の外へ出ていってしまうんだ。だから、俺のことは、毎日こまめに摂ってね♪

俺が不足してしまうと、**免疫力が落ちて風邪をこじらせやすくなる**んだ。風邪をひきやすい冬場は、とくに注意してね。

あとは、コラーゲンが十分につくられなくなって、**壊血病**になることもあるよ。これは毛細血管がもろくなって、出血が止まらなくなる病気なんだ。軽い場合は、**歯茎から出血したり、青あざができたりする**ことがあるよ。

美容の面でもよくなくて、シミやシワが増えたり、皮膚がたるんだりするんだ。俺が不足すると怖いねっ！

サプリメントの場合、おなかを壊すことも

ふだんの生活の中で、俺を摂りすぎるということはないよ♪ サプリメントで、1日3〜4グラム以上摂っていると、おなかを下しちゃうことはあるけど、一時のことで、大きな問題にはならないんだ。

豆知識　たばこを吸う人は、吸わない人と比べて、1日あたり約35ミリグラム多くビタミンCを摂る必要がある。

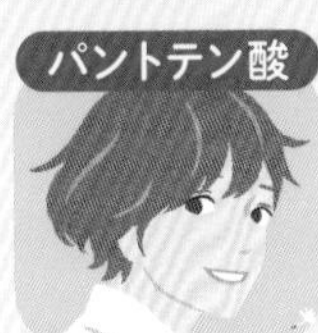

ビタミンCのコラーゲンづくりを手助けする

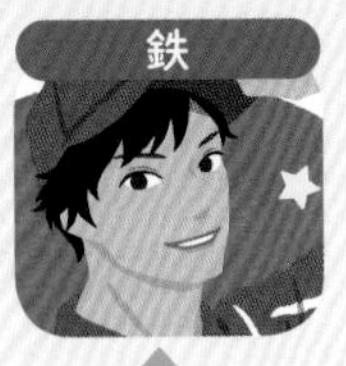

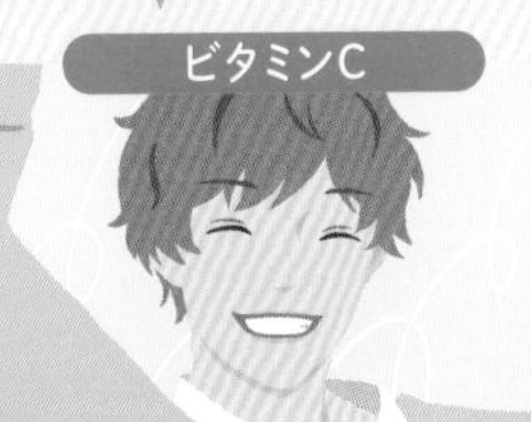

鉄の吸収を助ける

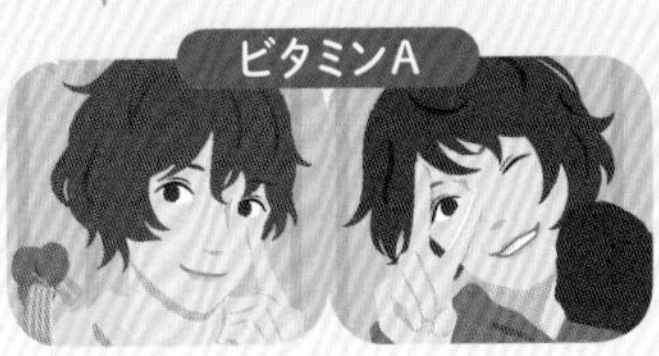

ビタミンA、C、Eは相乗効果で美肌効果がアップ

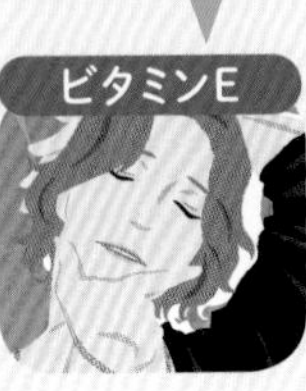

支配人くん直伝！

上手な摂り方

野菜に多く含まれるビタミンC。でも、野菜を洗ったり炒めたりするだけで、壊れてしまうんだ。だから、水につけすぎないで、熱もさっと通すくらいにしたいね。切ってそのまま食べられるくだものはおすすめ。空気にも弱いから、新鮮なうちに食べてね！

野菜に含まれている「非ヘム鉄」っていう鉄の一種は吸収されにくいんだけど、ビタミンCは非ヘム鉄の吸収をよくするんだ。だから、野菜にはぜひレモンをかけてみて！

ビタミンAやビタミンEは、ビタミンCと同じく活性酸素を抑える抗酸化作用があるから、一緒に摂ると効果がアップだよ♪

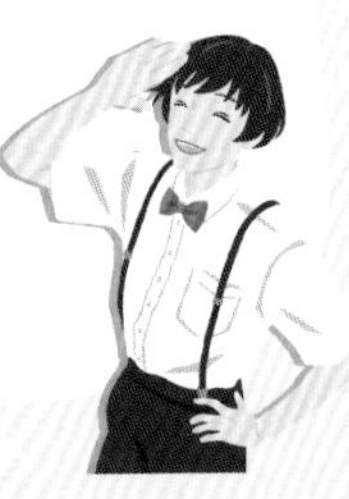

目や皮膚の健康を保つ！　栄養素男子 16

ビタミンA

Vitamin A

目、疲れてるんだね

おーいっ
充血してるぞっ！

β-カロテン

β-carotene

レチノール

Retinol

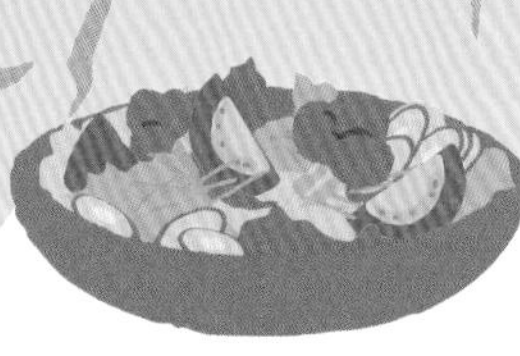

- うるおいを与え、目の健康を維持する
- 皮膚の新陳代謝に関わり、美しい肌を保つ
- 不足すると、夜盲症などの目の病気を招く

多く含んでいる食材

β-カロテン

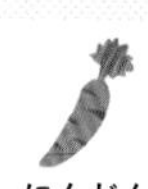
にんじん

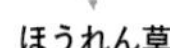
ほうれん草

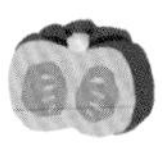
かぼちゃ

レチノール

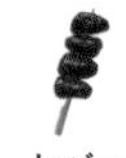
レバー

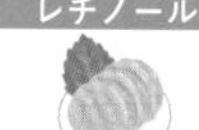
アンコウの肝

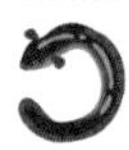
ウナギ

どんな栄養素？

視力を正常に保つ目のビタミン

こんにちはっ！　おれたち、ビタミンAっていうんだ。**レチノールと、体内でビタミンAに変わるβ-カロテン**だよ♪　動物性食品に含まれているのがレチノールで、植物性食品に含まれているのがβ-カロテン。肉食系男子と草食系男子のコンビって感じかな！

あれ？　ちょっと目が充血してない？　そんなときは、おれたちをぜひ頼って♪　だっておれたちは「**目のビタミン**」って呼ばれるくらい、目の健康にいい栄養素だから。**目玉の内側にある網膜の材料になったり、目のうるおいを保ったりして、視力を正常に保っ**ているんだ！

皮膚の新陳代謝に不可欠なビタミン

あとね、おれたちは「**美のビタミン**」の1つでもあるんだ。**皮膚や髪の毛、爪などは、つねに新しいものに入れ替わっているけど、その新陳代謝に不可欠**なのがおれたちです！　美しい肌や髪を保ちたい方は、どうかおれたちをごひいきに♪

それだけじゃないよ。**鼻やノド、肺の粘膜の材料に**なって、外からやって来た細菌**やウイルスが体内に入らないように防いでいる**んだ。みんなを病気から守るヒーローみたいでしょ♪

豆知識　にんじんやほうれん草など、β-カロテンを多く含んでいる野菜のことを、緑黄色野菜という。

不足したら？　摂りすぎたら？

おとなは夜盲症に　こどもは角膜乾燥症に

目の健康に関わるおれたちが少なくなると、**疲れ目や、目が乾燥するドライアイ**になるんだ。**うす暗いところで物が見えにくくなる夜盲症**になることもあるよ。**乳児や幼児で不足すると、目がすっごく乾燥する角膜乾燥症をおこして、ひどいときは失明することも**あるんだ……。どうか気をつけてね。

ほかには、肌が荒れたり、髪の毛がかさついたり、爪がもろくなったりするし、鼻やノドが乾燥してしまって、細菌やウイルスが体内に入りやすくなってしまうよ。

妊婦のレチノールの摂りすぎは　奇形や流産の恐れが

β-カロテンは、必要な分だけ体内でビタミンAに変わるから、摂りすぎて問題がおこることはないよ♪

でも、レチノールは注意が必要だよ！　摂りすぎてしまうと、**頭痛、吐き気、めまいなど中毒症状をおこす**ことがあるんだ。長期間におよべば、脱毛、筋肉痛、関節や骨の痛みなどをおこすこともある。妊婦さんが摂りすぎると、**おなかの中の赤ちゃんが奇形になったり、流産したりする危険性も**あるんだ……。

食事で摂りすぎることはあまりないけれど、サプリメントでは気をつけてね！

豆知識　うす暗い場所で物が見えにくくなる夜盲症は、一般的には「鳥目」とも呼ばれる。

タンパク質

ビタミンAを肝臓から必要な場所に運ぶ
亜鉛と一緒になって動く
亜鉛

ビタミンA

ビタミンC
ビタミンE
ビタミンA、C、Eは相乗効果で美肌効果がアップ

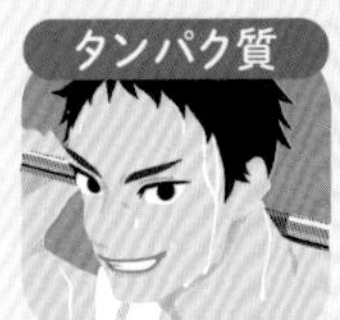

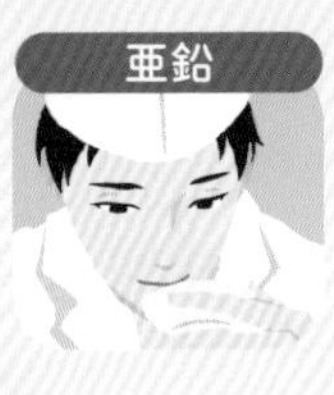

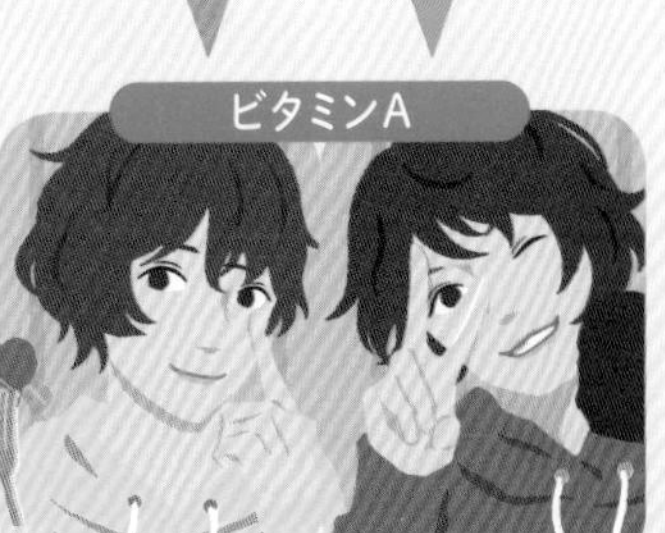

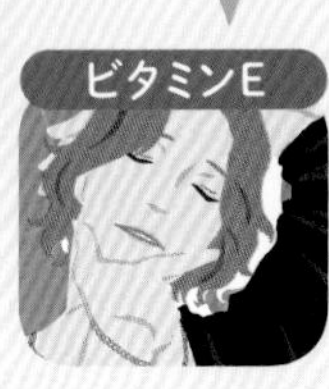

支配人くん直伝！

上手な摂り方

ビタミンAは脂溶性で油に溶けやすいから、炒めものなど、油と一緒に摂ると、体に吸収されやすくなるんだよ。

肉や魚、豆腐など、タンパク質を多く含む食材と一緒に食べるのも効果的なんだ。タンパク質はビタミンAを体内で運んでくれる栄養素だからね♪　かぼちゃのそぼろ煮とか、とってもいいメニューだと思うよ！

そうそう！　ウナギを食べるときは、ビタミンCたっぷりの菜の花のおひたしをつけ合わせると、美肌効果バッチリだよ♪　ツルツル・ピカピカなお肌をめざしている人は、覚えておいてね！

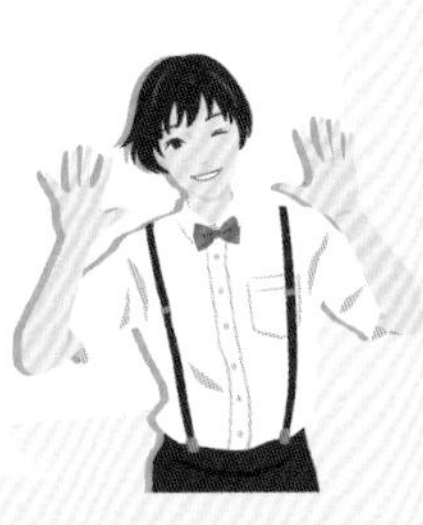

ビタミンD

Vitamin D

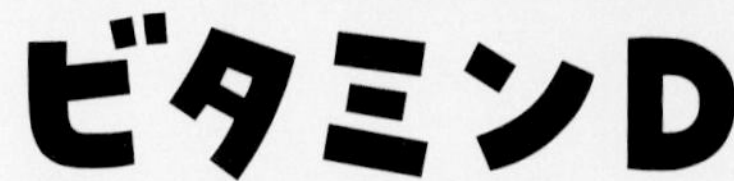

- カルシウムが吸収されやすくなるようにサポート
- 血液中のカルシウムの量を保つ
- 不足すると、骨が変型するなど悪影響が出る

多く含んでいる食材

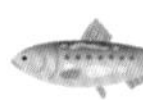
イワシ

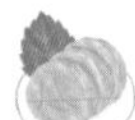
アンコウの肝

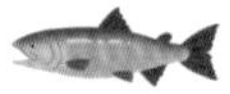
サケ

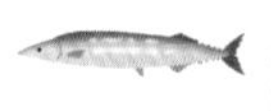
サンマ

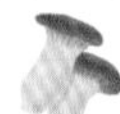
きのこ類

どんな栄養素？

カルシウムの働きを助けて骨や歯を丈夫にする

よぉ！　この骨太な俺っちのボディ～を見てくれ！　美しいだろ？　羨ましいだろ？　こんな体を目指してみたくなるよな？　だったら俺っちビタミンDのことをしっかり覚えとくんだな！

俺っちは、丈夫な骨と歯をつくるのに欠かせないビタミン。**骨や歯の材料になるカルシウムが、体に吸収されやすくなるよう助けたり**、吸収された**血液中のカルシウムを骨や歯に運んだり**しているんだ。こんなふうにカルシウムの働きをサポートして、骨や歯を丈夫にしているんだぜ！

昔から「外で遊ぶ子どもは、骨が丈夫になる」っていわれてるけど、これは本当！　俺っちは**日光を浴びることによって、皮膚でつくられる**んだ！

血液中のカルシウムが減ると骨を溶かして届ける

俺っちには**血液中のカルシウムの量を保つ**役目もあるぞ！　カルシウムは正常に心臓を動かすためや、筋肉を動かすためにも働いている。だからカルシウムは、いつでも調達できるように血液で全身をめぐっているんだ。この量が少なくなると、俺っちは**骨にあるカルシウムを溶かして、血液に届けている。**こうやって、俺っちは筋肉にも関わっているんだぜ！

豆知識　花粉症などのアレルギーにビタミンDが効くという報告もある。

不足したら？ 摂りすぎたら？

骨がきちんと成長せず曲がることも

俺っちは骨づくりに関わっているから、こどものころに足りなくなってしまうと、骨の成長に大きな悪影響が出てしまうんだ！ **背骨や足などの骨が曲がったり、O脚やX脚になってしまったり**な。

おとなでも足りなくなると、骨が変型することがあるし、骨の中がスカスカになる**骨粗しょう症になることも**あるんだ。あとは歯がもろくなって、虫歯になることもあるんだぜ。

じつは、俺っちには免疫力をアップさせる働きもあるから、俺っちが少なくなることで、風邪やインフルエンザなどの感染症にかかりやすくもなるんだぞ！

血液中のカルシウム量が増え食欲不振、嘔吐などをおこす

俺っちを摂りすぎると、血液中のカルシウム量が多くなりすぎて、**全身がだるくなったり、食欲がなくなったり、吐いたりするぞ**。さらに、摂りすぎが続くと、血管や内臓にカルシウムがたまりやすくなる。腎臓にカルシウムがたまってしまうと、**腎臓が働かなくなる腎不全**という重い病気をおこすこともあるんだぜ。

できるだけバランスのいい食事を心がけて、もしサプリメントで俺っちを摂る場合は、量に気をつけてくれよな！

豆知識 皮膚でつくられるビタミンDの量は、日照時間と比例して夏に多く冬に少ない。

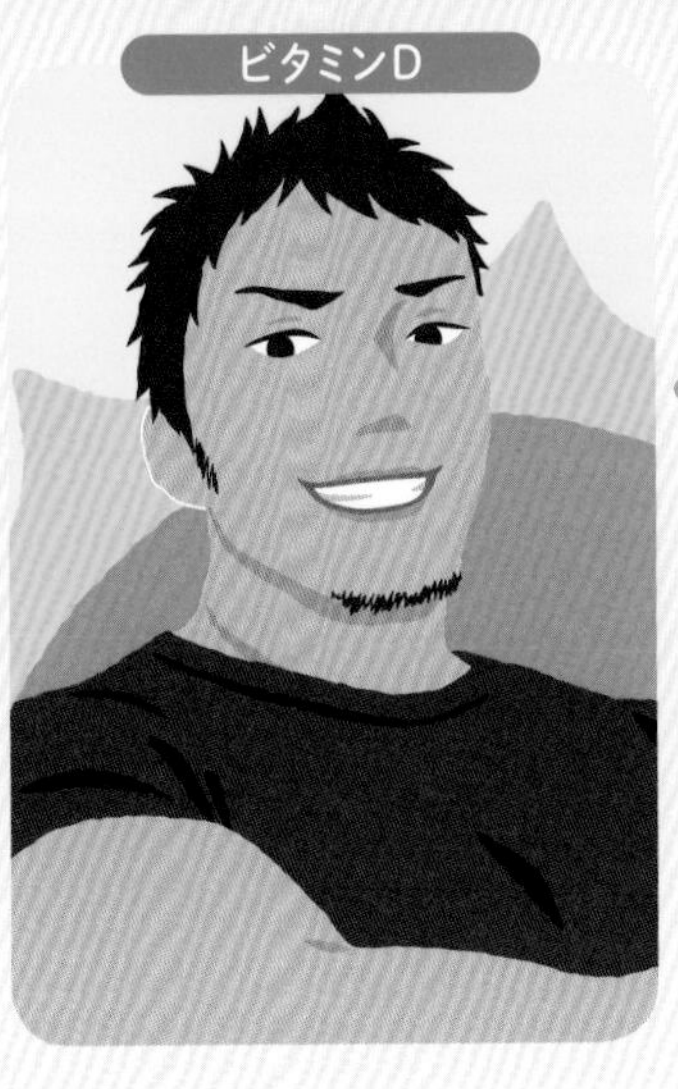

カルシウムの吸収を助ける

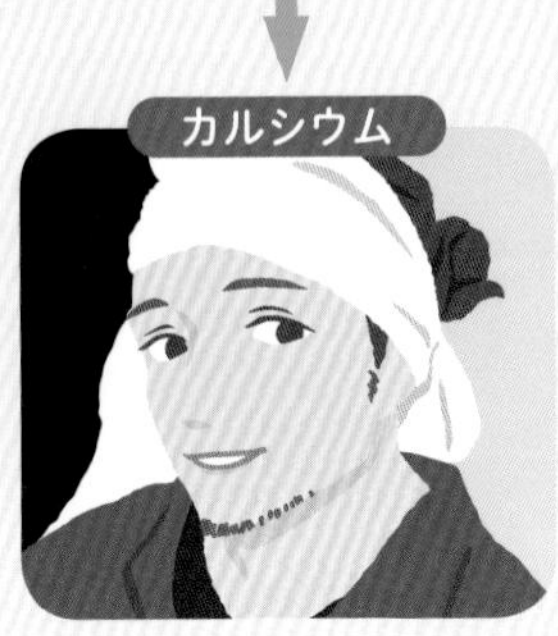

支配人くん直伝！

上手な摂り方

ビタミンDを含む食べものは、それほど多くないよ。おもに魚が中心で、エリンギやまいたけなどのきのこ類にも含まれているんだ。しいたけの場合、生より天日干ししたもののほうがたくさん含まれているよ！

水に溶けないし、熱や酸素の影響も受けにくいから、調理しても壊れにくいビタミンだね。脂溶性だから、油を使って調理するのがいいよ。例えば、サンマのかば焼きとか、きのこのバター炒めとか♪

ビタミンDは、カルシウムの吸収を助けるから、カルシウムを含むチーズを使ったサケのチーズ焼きなんかはどう？

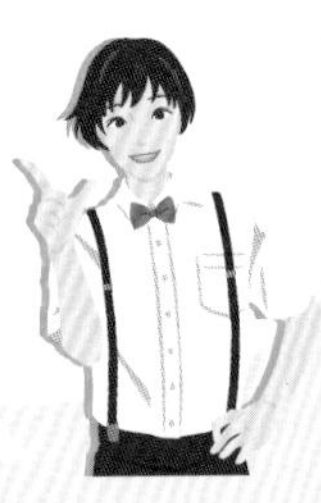

美しさと若さをキープ！

ビタミンE

Vitamin E

永遠の美を
追求しよう…

- 老化を防いで、シワやシミ、動脈硬化を予防する
- 血流をよくして、冷え性、頭痛、肩こりを改善
- 不足すると、高血圧など生活習慣病の恐れ

多く含んでいる食材

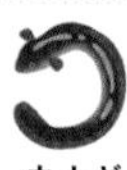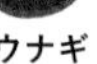	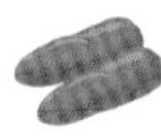	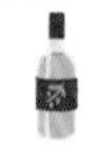	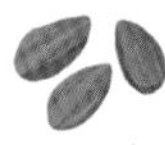	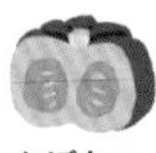
ウナギ	タラコ	植物油	ナッツ類	かぼちゃ

どんな栄養素？

活性酸素による酸化を抑え体の老化を防ぐ

人間は、だれしも老いていく……。その老いの原因の1つが、呼吸によって体内に取り込まれた酸素の余りである**「活性酸素」**さ……。活性酸素が細胞を酸化、つまりサビさせてしまうと、細胞はつぎつぎに傷ついて死んでいく……。これが老化だ。恐ろしいね……。

「じゃあ、活性酸素を抑えれば、若さをキープできるの？」と疑問に思ったかい？ふふふ……。そう、その力こそ、僕がもつ**「抗酸化作用」**だッ！ 僕には、**活性酸素の働きである酸化を抑え、老化を防ぐ力がある。**シワやシミなどの肌の老化はもちろん、血管や内臓の老化も防止して、血液の流れが悪くなる動脈硬化などの病気も予防する。僕は**「若返りのビタミン」**とも呼ばれているからね……。

女性のさまざまな悩みに役立つことができる

僕は、女性にとって非常に大切なビタミン。**毛細血管を広げ、血流をよくするから、冷え性や頭痛、肩こりを改善させる**ことができる。さらに、**女性ホルモンがつくられるのを助けるから、生理不順や不妊にも効果**があると考えられている。悩みがある女性は、僕を試してみるといいよ。救いの手を差し伸べてあげよう……。

豆知識　ビタミンEは、酸化を防止する食品添加物としても広く使われている。

不足したら？ 摂りすぎたら？

体中が酸化して動脈硬化などの病気を招く

体の中の僕が減ってしまうと、当然、活性酸素によって、いろいろな器官が酸化してしまう。それに、血流も悪くなるから、さまざまな不調が出てきてしまう……。

例えば、顔色は悪くなり肌ツヤが失われ、お肌にはシワやシミが増える。冷え性になることもあるね……。そう、美を追求する女性にはつらいことさ……。また、**動脈硬化になって、高血圧や脳梗塞など、さまざまな生活習慣病をおこす**こともある。

ほかにも、赤血球の細胞膜が酸化すると、赤血球が壊れてしまうから、**溶血性貧血という病気**になることもある……。

女性の場合は、**妊娠しにくくなったり、流産したりする危険**もあるから、どうか気をつけてほしい。

血液が固まりにくくなり脳出血のリスク

僕を摂りすぎたことで問題になることはほぼないよ。しかし、サプリメントで摂っている場合は、注意が必要だね……。

僕を過剰に摂ってしまうと、血液が固まりにくくなるんだ。だから、すり傷から血が止まらなくなったり、**脳出血のリスクが高くなったりしてしまう**。そのほか、**筋力が落ちたり、疲れや吐き気を感じたり、下痢をしたりしてしまう**こともあるね……。

豆知識　ビタミンEは、体内ではおもに細胞膜に存在し、肝臓や子宮のほかいろいろな器官に蓄えられる。

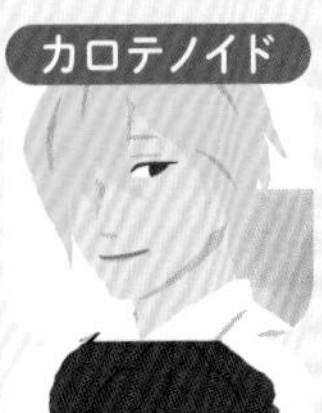

カロテノイドなど、抗酸化作用があるものと一緒になると効果が増す

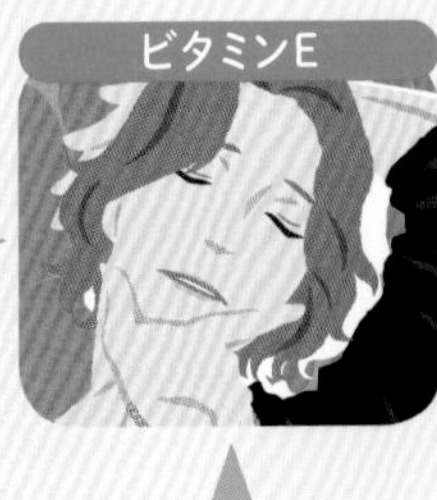

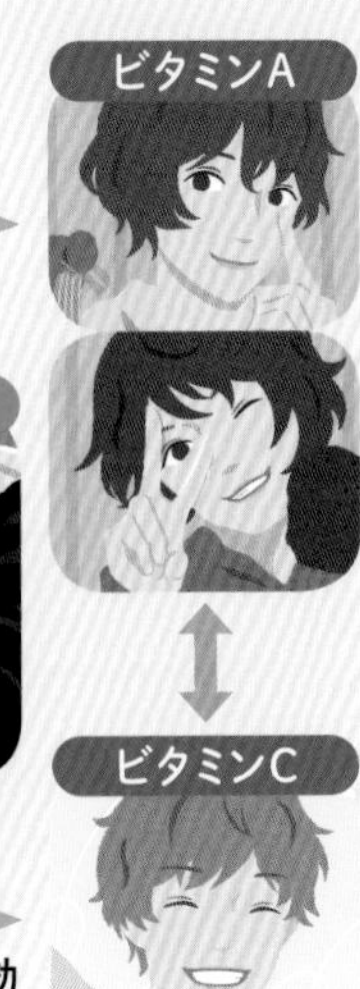

ビタミンA、C、Eは相乗効果で美肌効果がアップ

支配人くん直伝！

上手な摂り方

ビタミンEは、魚介類のほか、植物油やアーモンドなどのナッツ類、かぼちゃに多く含まれているよ。脂溶性だから水洗いしても溶け出すことはないけど、光には弱いから、保存には気をつけてね！

タラコパスタが好きって人は、ビタミンCを含むブロッコリーサラダと組み合わせてみて。アンチエイジング効果がアップだよ！

ビタミン以外では、カロテノイドと一緒に摂ると、抗酸化作用が高まるんだ。カロテノイドの一種であるリコペンを含むトマトと、かぼちゃを使った料理は色もきれいだし、おすすめしたいな♪

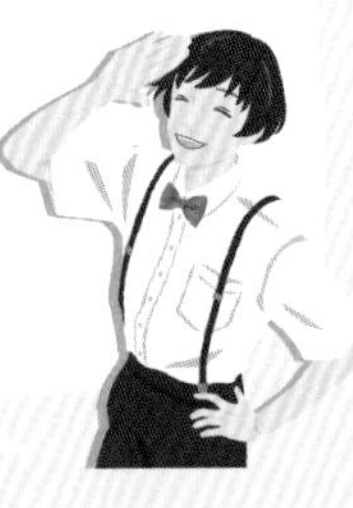

ビタミンK

Vitamin K

私が出血を止めましょう

- 血液を固めて、出血を止める
- カルシウムを取り込み、骨や歯を丈夫にする
- 不足すると、出血しやすくなり骨がもろくなる

多く含んでいる食材

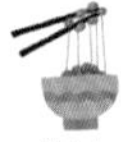
納豆

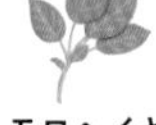
モロヘイヤ

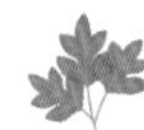
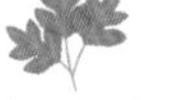
あしたば

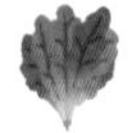
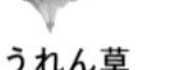
ほうれん草

わかめ

血液を固める物質をつくって出血を止める

ケガなどで出血した経験は、あなたもきっとあるでしょう。人間の体は、出血してもしばらくすれば自然と血が止まりますよね。それは、血液を固める物質のおかげです。私は、この**血液を固める物質の1つ、プロトロンビンが肝臓でつくられるときに必要なビタミン**なんです。出血を止めるために働いているから、「**止血ビタミン**」と呼ばれることもありますね。血が止まらなくなると命に関わりますので、私はつねに迅速に仕事をこなしています。

ちなみに、出血していない場所では、血液はスムーズに流れていないといけない。私は、反対に血液が固まるのを抑えることにも関わっています。

カルシウムを骨に取り込むサポートもしている

私は、丈夫な骨をつくるためのサポートもしています。ビタミンDは、おもにカルシウムの吸収をよくすることで骨を丈夫にしますが、私は、その**吸収されたカルシウムを骨に取り込み固める**ことで、骨を丈夫にするんです。また、その**取り込まれたカルシウムが溶け出すのを抑える働き**もしています。

そう、私はビタミンDとともに、カルシウムの働きを助けているというわけです。

豆知識 ビタミンKの「K」は、「凝固」を意味する「Koagulation」というドイツ語の頭文字。

不足したら？ 摂りすぎたら？

出血しやすくなったり骨がもろくなったりする

私が足りなくなってしまうと、**ケガをしたときに血が止まりにくくなったり、鼻血が出やすくなったり**してしまいます。胃腸から出血することもあるんですよ。

さらに、カルシウムを骨に取り込みにくくなるので、骨がもろくなって、**骨折したり、骨がスカスカになる骨粗しょう症になったりする**のです。

ただ、私は腸内細菌によってつくられているので、ふつうに食事をしていれば不足することはまずありません。ただ、長期間、抗生物質を使っている人や肝臓に障害がある人は注意が必要です。私がつくられにくくなっていますからね。

新生児での不足は命の危険がある

私が**不足しやすいのは、生まれたばかりの赤ちゃん**です。赤ちゃんは腸内細菌が少ないですし、母乳には私があまり含まれていませんので。そのため、新生児に私のシロップを与えることもあるんですよ。**赤ちゃんで不足がおこると、頭で出血がおきて、嘔吐やけいれんをおこし、命に関わる**ことにもなりかねないので、十分に気をつけてほしいです。

なお、私の摂りすぎによる害はほぼありませんので、その点はご安心ください。

豆知識 血液がつまるのを防ぐ血栓予防薬を使っている人は、ビタミンKが増えると薬の効果が落ちる。

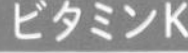

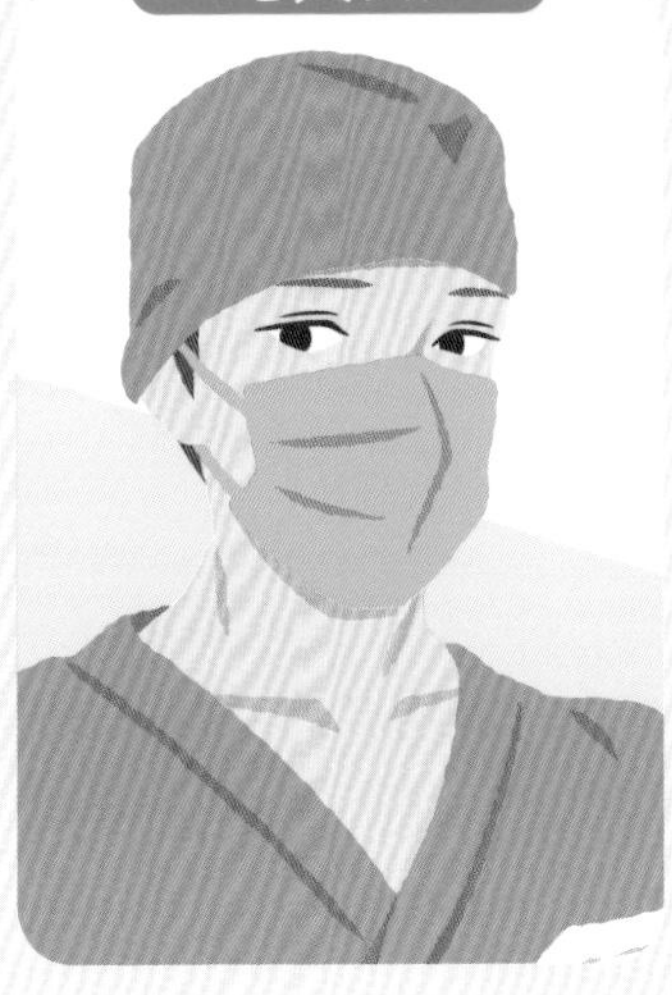

カルシウムを骨に取り込むのを助ける

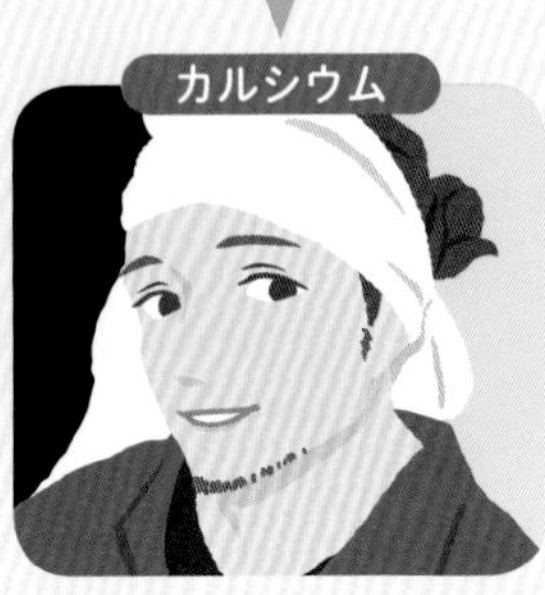

支配人くん直伝！

上手な摂り方

ビタミンKといえば、なんといっても納豆だよね♪ 納豆はビタミンKがたくさん含まれているし、納豆のような発酵食品は、腸内細菌を活発にするから、体内のビタミンKの量が多くなるんだ。

納豆が苦手って人には、モロヘイヤやあしたば、ほうれん草などの葉野菜や、わかめがおすすめだよ。脂溶性で水に溶けないし、熱にも強いから、炒めものがいいと思うよ！

ビタミンKとカルシウムを一緒に摂れる料理は、丈夫な骨をつくるのにぴったり！ ほうれん草とカルシウムを含むしらすのナムルなんか、強力なレシピだよ！

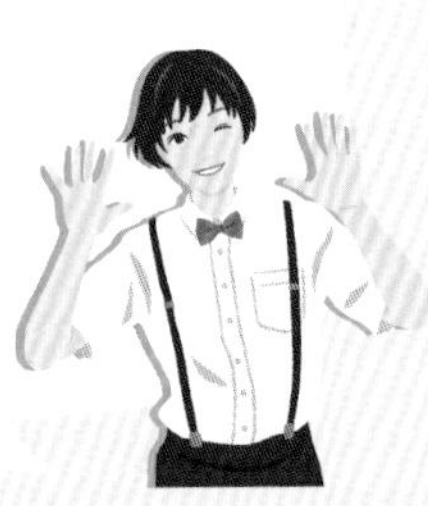

column.02

ビタミンACE

「活性酸素」って言葉、聞いたことある？　美容に関心がある人なら、なんとなく体に悪いってことは、知ってるかもしれないね。

体の中でつくられるエネルギーは、細胞の中のミトコンドリアが酸素と糖質などを使って生み出しているんだけど、活性酸素はその副産物としてつくられるんだ。例えていうなら、エンジンが動いたときに出る排気ガスみたいなもんだね。こう考えると、わかりやすいでしょ！

この活性酸素、ちょっと困ったヤツで、酸化させる力がやたら強いんだ。酸素が鉄をボロボロにサビつかせるように、体の細胞を傷つけちゃうから、老化の原因になるんだ。

そんな活性酸素の発生を防いだり、酸化を抑えたりする働きを「抗酸化作用」っていうよ。ビタミンの中で、この抗酸化作用が強いことで有名なのが、ビタミンA、ビタミンC、ビタミンE！　3つあわせて「ビタミンACE」（ビタミンエース）って呼ばれているんだ。それぞれ美肌効果や老化防止の働きがあるから、一緒に摂れば効果倍増！　ボクみたいに、ピチピチのお肌になれるよ♪

3 ミネラル

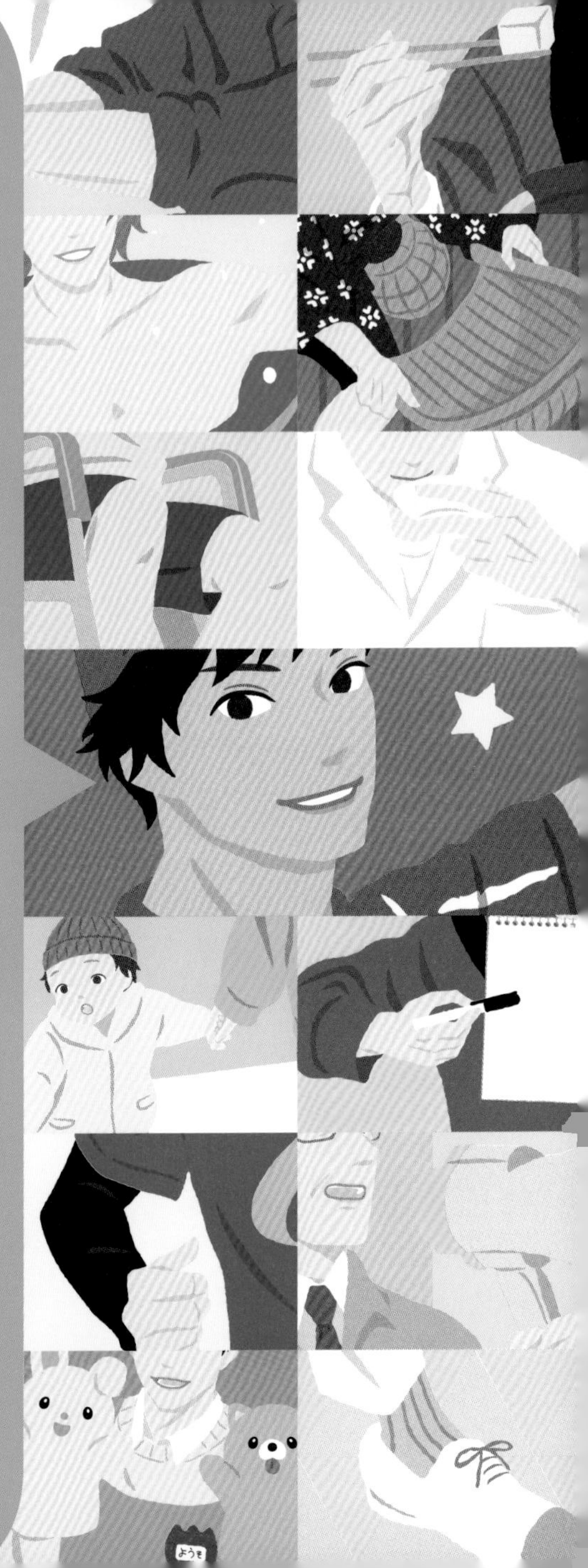

ミネラルは、骨や血液など体の成分になったり、筋肉や神経など、体の機能を働かせたりしているんだ。ここでは、生きていくのに必要な13種類のミネラルを紹介するよ!

体の機能を整えるミネラル

体の機能をスムーズにしたり 体の成分になったりと大活躍!!

ミネラルは五大栄養素の1つで、**「無機質」ともいう**よ。栄養学では、酸素、炭素、水素、窒素の4つの元素を除いた、体に必要な元素をミネラルと呼んでいるんだけど、人体の96％は酸素、炭素、水素、窒素でできているから、残りの4％がミネラルってことになるね。

この4％のうち、人間が生きていくために欠かせないミネラルは16種類あるけど、ここでは、**「必須ミネラル」とされている13種類**を紹介するよ！　必須ミネラルは、**1日に必要な摂取量が**

骨や歯の材料になるんだ
カルシウム
骨や筋肉などの健康を支えるで
マグネシウム
体に水分を与えるよ
ナトリウム
ナトリウムを調整するんだ
カリウム
骨や歯を丈夫にするよん
リン

主要ミネラル

およそ100ミリグラム以上の「主要ミネラル」と、100ミリグラム未満の「微量ミネラル」の2つに分けられるんだ。

主要ミネラルは、カルシウム、マグネシウム、リン、ナトリウム、カリウムの5つ。それぞれ協力して、**骨や歯をつくったり、水分量の調整をしたり**しているよ。

微量ミネラルは、鉄、亜鉛、銅、マンガン、クロム、モリブデン、セレン、ヨウ素の8つ。**血液など体の成分になったり、筋肉や神経などの働きを整えたり**する役割を果たしているんだ。

ミネラルの摂取量は、少なすぎても、多すぎてもダメ！　ふだんの食事で少しずつ補給していくのがポイントだよ。

赤血球の主成分になるんだ
鉄
味覚を正常に保ちます
亜鉛
貧血を予防するっす
銅
成長や生殖に関わるよ
マンガン
インスリンの働きを助けます
クロム
体のゴミを尿酸に変えますよ
モリブデン
アンチエイジングの効果があるんです
セレン
子どもの発育をサポートするよ
ヨウ素

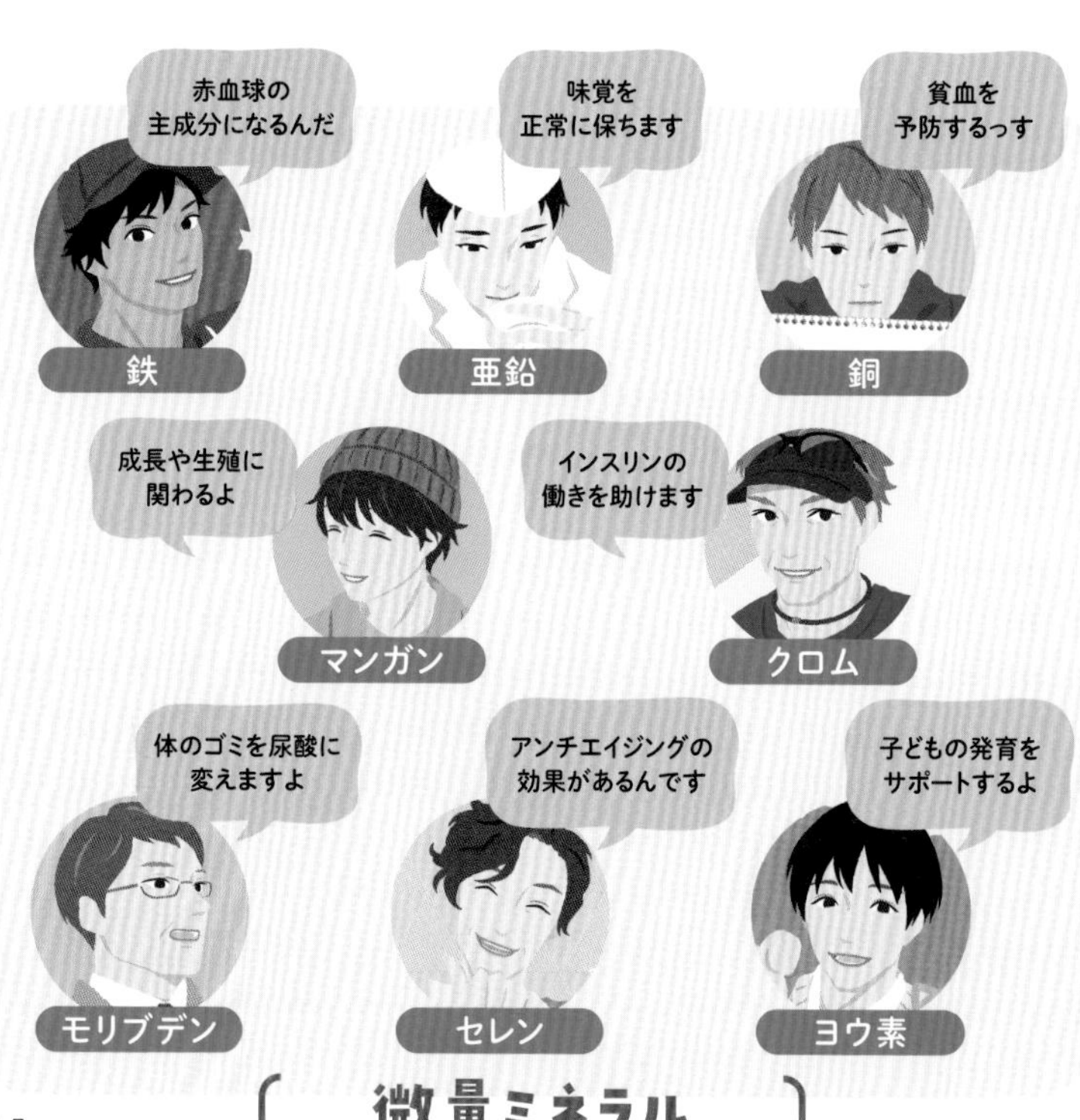

微量ミネラル

カルシウム

Calcium

最近足りてる？

- 骨や歯を形づくり、丈夫にする
- 筋肉が正常に収縮するのを保つ
- 不足すると、骨がもろくなり折れやすくなる

多く含んでいる食材

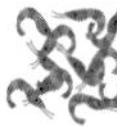
干しエビ

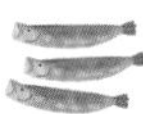
小魚

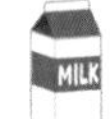

牛乳

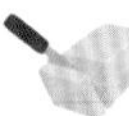
乳製品

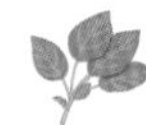
モロヘイヤ

どんな栄養素？

カルシウムの99%が骨や歯を形づくる

自分でいうのもなんだけど、俺はミネラルの中で、1番有名なんじゃないかなぁ。なんといっても、**人体でもっとも多いミネラル**だからさ。60キログラムの体重の人の中には、約1キログラムの俺がいるんだ。けっこうな量だよね！

俺が人体のどこにいるかというと、**99%は骨と歯にいるんだ**。俺は、**骨や歯の材料になるミネラル**だから。それにしても99%は多くないかって？　いやあ、骨は俺の貯蔵庫みたいなものなんだよね。残りの1%は血液や細胞にいて、血液にいる量が減ってくると、骨から溶け出して血液に行っているんだ。

血液や細胞のカルシウムが筋肉を正常に収縮させる

なんで血液や細胞にも俺がいるかっていうと、俺には筋肉を動かすっていう重要な仕事もあるからさ。**血液や細胞にいる俺が、筋肉に刺激を与えて縮ませて、体や心臓などの内臓を動かしているんだ**。

ほかにも、神経の伝達をきちんと保ったり、血管の壁を強くしたり、成長ホルモンなどを出させたり、いろいろな働きもしているんだよ。

けっこうマルチに活動してるから、しっかり摂ってもらえると嬉しいな！

豆知識　カルシウムをたくさん摂っている人は、メタボリック症候群になりにくいという報告もある。

不足したら？ 摂りすぎたら？

カルシウムが溶け出して骨がもろくなる

血液の中の俺の量は、一定を保つようにコントロールされているんだ。だから、血液にいる俺が減ってきたら、骨から溶け出して補うことになる。つまり、俺が足りなくなると、**骨からどんどん溶け出すから、骨がもろくなってしまう**んだよね。

とくに成長期のこどもで不足してしまうと、骨が変型してきちんと歩けなくなることもあるし、おとなでは骨がスカスカになる骨粗しょう症になることもあるんだ。

それに、不足が長期間にわたると、**骨から溶け出て血液に混ざる俺の量が増えすぎて、ついには血管にくっついてしまう**んだ。そうなると、血流が悪くなって、高血圧や動脈硬化などの生活習慣病を引きおこしてしまう。気をつけて！

サプリメントで摂りすぎると高カルシウム血症に

俺はとても吸収されにくいミネラルだから、食事で摂りすぎることはないよ。でも、**俺やビタミンDをサプリメントで摂りすぎてしまうと、高カルシウム血症という病気になる**ことがあるんだ。食欲がなくなったり、吐いたり、さらにひどくなると、意識を失うことや心臓が止まることもあるんだ。尿道に石ができる尿路結石などになることもあるよ。

豆知識　カルシウムは神経の伝達に関わるが、不足するとイライラするとはいいきれない。

ビタミンD
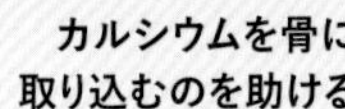

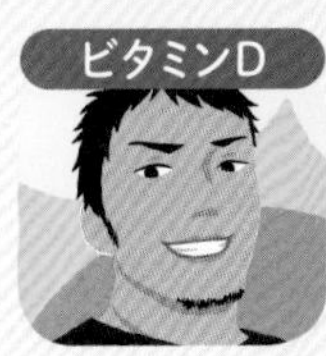

ビタミンK

カルシウム

マグネシウム
リン
マグネシウム、リンと一緒に
なって骨や歯を形づくる

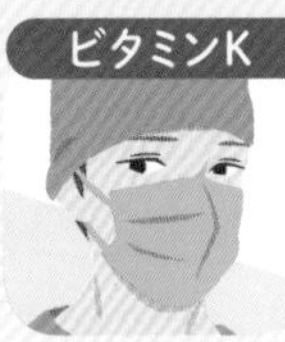

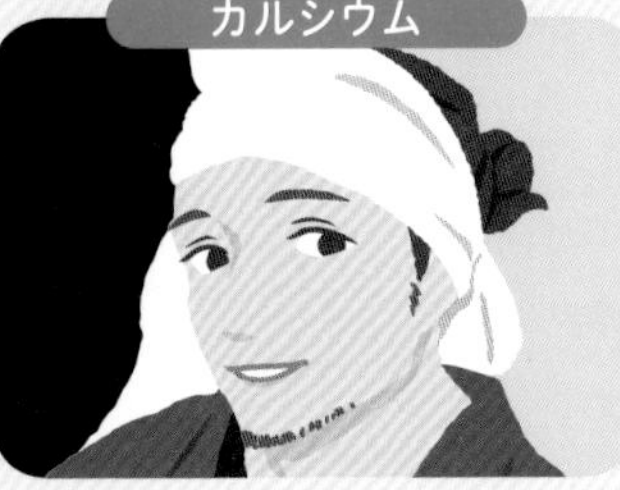

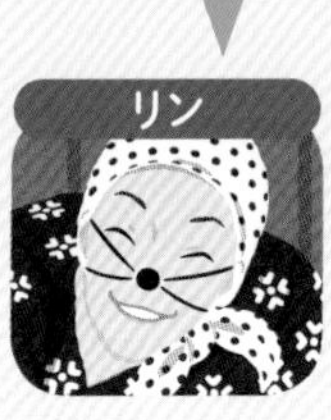

支配人くん直伝！

上手な摂り方

日本の水はカルシウムが少ないから、日本人はカルシウムが不足しがちなんだ。それに、カルシウムは吸収されにくいから、効率よく摂るように心がけようね！

カルシウムを多く含む干しエビや小魚のほか、牛乳や乳製品を意識して摂ることも大事だけど、カルシウムの吸収を助けるビタミンDや、カルシウムを骨に取り込むのをサポートするビタミンKを一緒に摂ることもすごく大事なんだよ！

ビタミンDは魚、ビタミンKは青菜に多く含まれているから、サケとほうれん草のクリーム煮なんて、最高のメニューだよね！

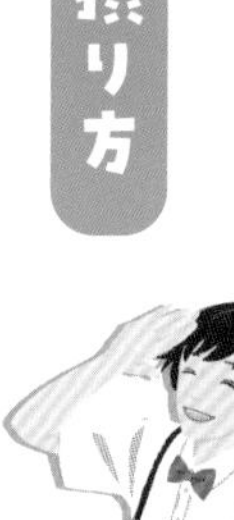

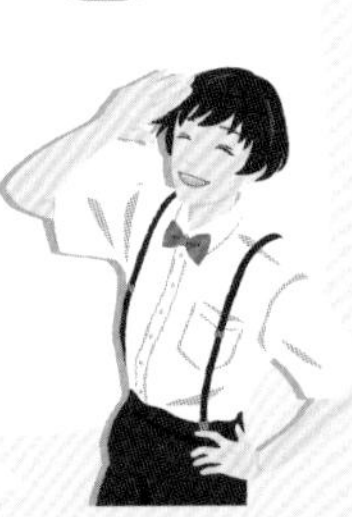

骨や筋肉の健康を支える！　栄養素男子 21

マグネシウム

Magnesium

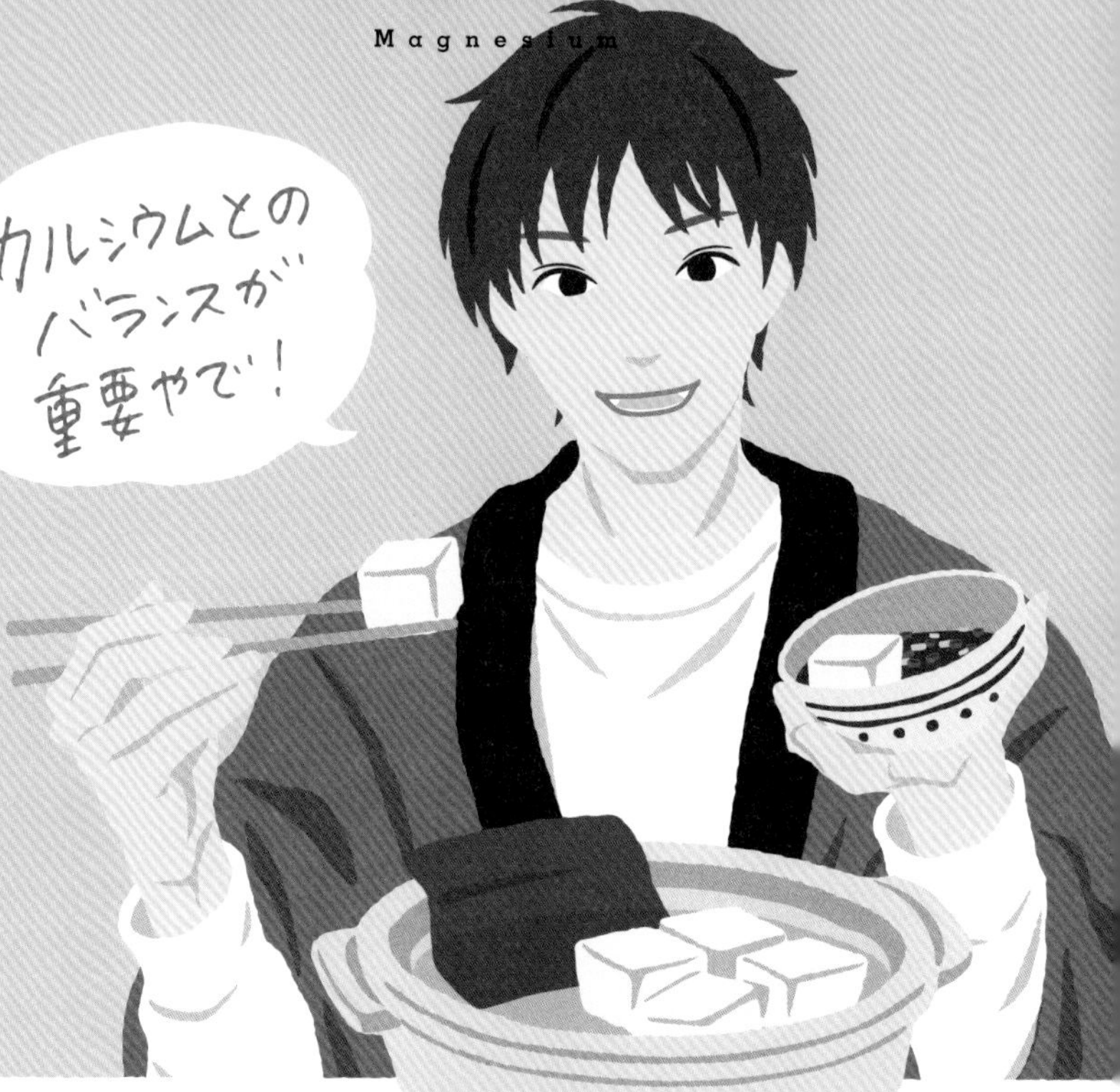

カルシウムとのバランスが重要やで！

- カルシウムやリンとともに骨づくりをする
- 筋肉の収縮をスムーズにする
- 不足すると、筋肉痛など筋肉のトラブルをおこす

多く含んでいる食材

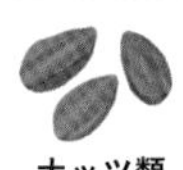
ナッツ類

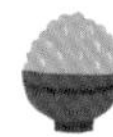
穀類

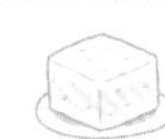
大豆製品

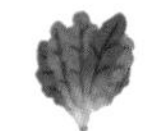
ほうれん草

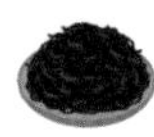
ひじき

どんな栄養素？

カルシウムやリンと一緒に骨や歯の材料となる

まいど～っ。おれはカルシウムやリンと一緒になって、骨づくりをしてるマグネシウムや！　**骨や歯の材料になって**、日々丈夫な体をつくってるんやで♪

おれの50～60％は骨と歯におるんやけど、残りは筋肉とかの細胞の中におって、カルシウムが刺激したことで**縮み込む筋肉の動きをスムーズに**してんねん。

ほかにも、三大栄養素からエネルギーをつくり出す働きや、血圧の調整をする働きに関わってんねんで。けっこういろんな仕事してるやろ？　感謝しいや♪

体から排出しすぎると筋肉のトラブルをおこす

おれを摂りすぎても、尿や汗としてちゃっちゃと出ていくから心配いらんで。ただ、大量のお酒やコーヒーを飲み続けると、おれが尿として出ていきすぎて、不足することもあんねん。そうすると、**筋肉にトラブルがおこって筋肉痛になったり、心筋梗塞とかの心臓の病気になったりする**リスクが高くなるから、気ぃつけや！

おれとカルシウムは、「おれが1、カルシウムが2」のバランスで摂ると、体に吸収されやすいで♪　おれはとくに、ナッツ類や大豆、精白されていない米に多く含まれてるから、覚えといてな！

マグネシウム

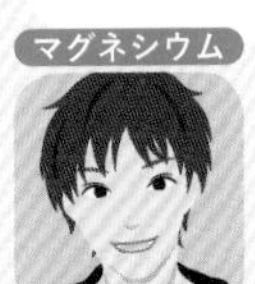

カルシウムやリンと一緒になって
骨や歯を形づくる

カルシウム

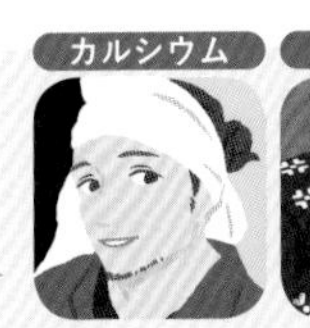

リン

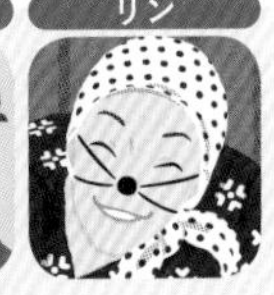

骨や歯を丈夫にする！

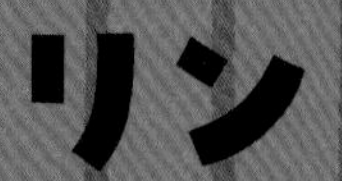

Phosphorus

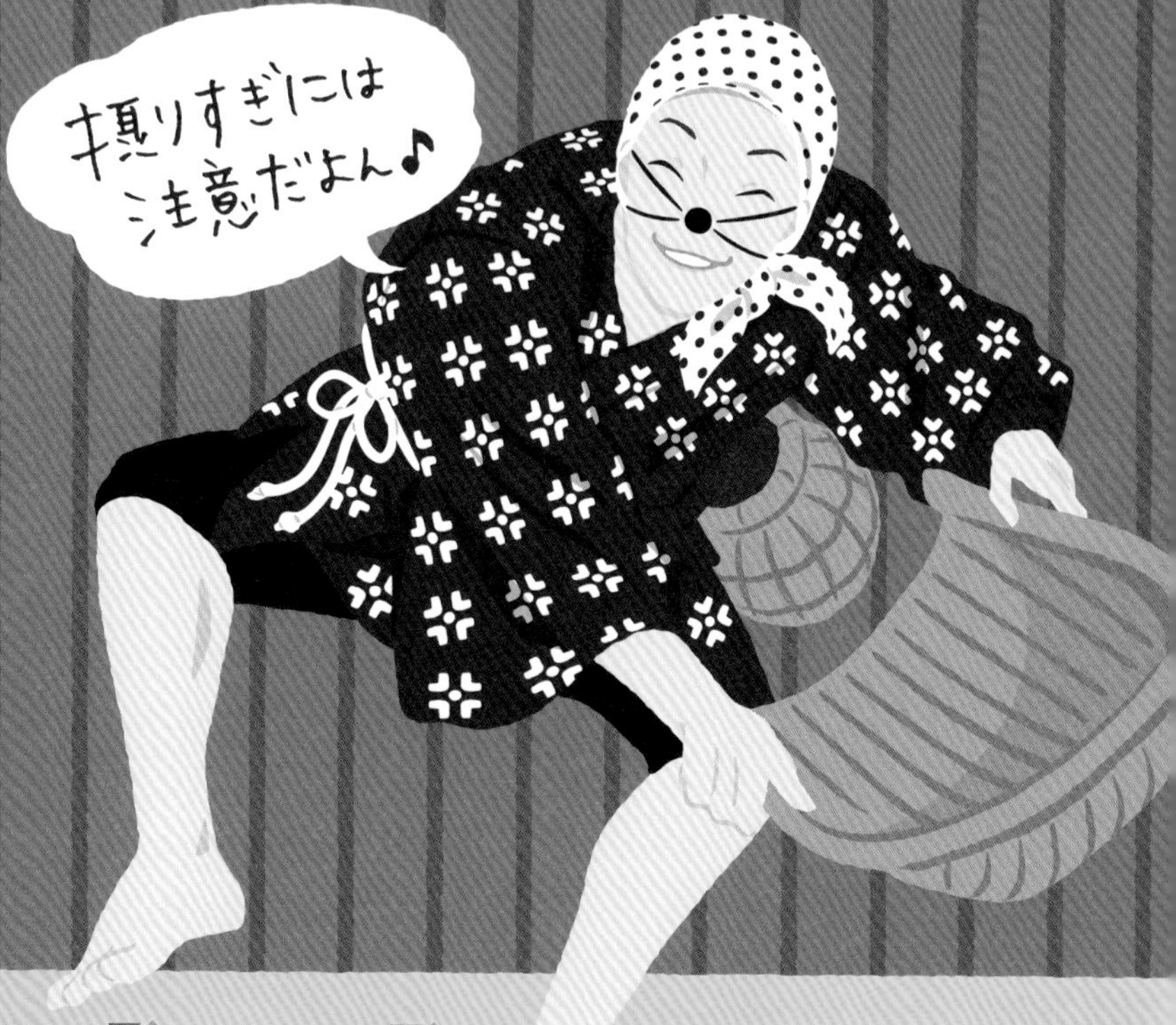

摂りすぎには
注意だよん♪

- 骨や歯の材料となり、硬さを保つ
- インスタント食品や清涼飲料水などにも含まれる
- 摂りすぎると、腎臓などに悪影響が出る

多く含んでいる食材

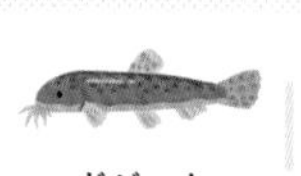
ドジョウ

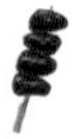

レバー

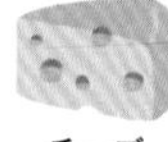
チーズ

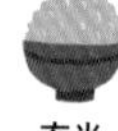
玄米

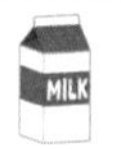

牛乳

どんな栄養素？

カルシウムのつぎに多い骨や歯の材料

オイラはリン！　体内ではオイラの**8割が骨や歯にいて、それらの材料になっているよん♪**　カルシウムのつぎに多い材料で、オイラがいるから骨や歯は硬いんだ。

残り2割のオイラは、全身の細胞の中にいて、大活躍をしているよん♪　**三大栄養素からエネルギーをつくり出すときは、オイラが不可欠**だし、脂質と一緒になって、細胞膜もつくっているよん。ＤＮＡの材料にもなっているんだ。

そうそう、オイラとカルシウムが吸収されやすい割合は、「1対1」って、いわれているよん♪

加工食品から摂りすぎる危険がある

オイラはいろいろな食べものに含まれているから、不足することはないけど、摂りすぎに注意してほしいかな♪

食品添加物によく使われているから、**インスタント食品や清涼飲料水にも、オイラはいるんだよん。**ラベルに「リン酸塩」とか「ピロリン酸」とか、表示されていたら、オイラがいる証拠！　オイラを摂りすぎると、**腎臓がきちんと働かなくなることもある**し、カルシウムやマグネシウムとのバランスが崩れて、**骨粗しょう症を引きおこすこともある**から、注意してよん。

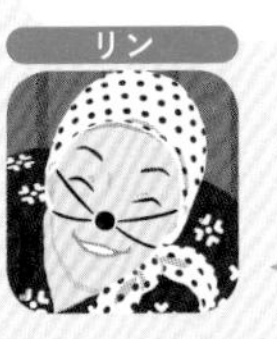

カルシウムやマグネシウムと一緒になって
骨や歯を形づくる

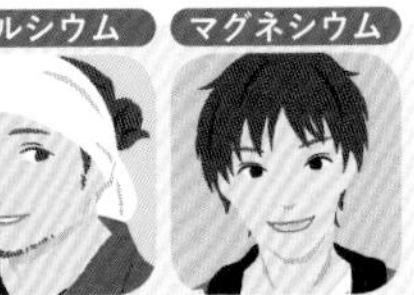

体に水分を与える！　栄養素男子 23

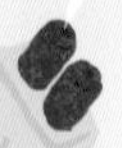

ナトリウム

Sodium

ぼくは命の源さ♪

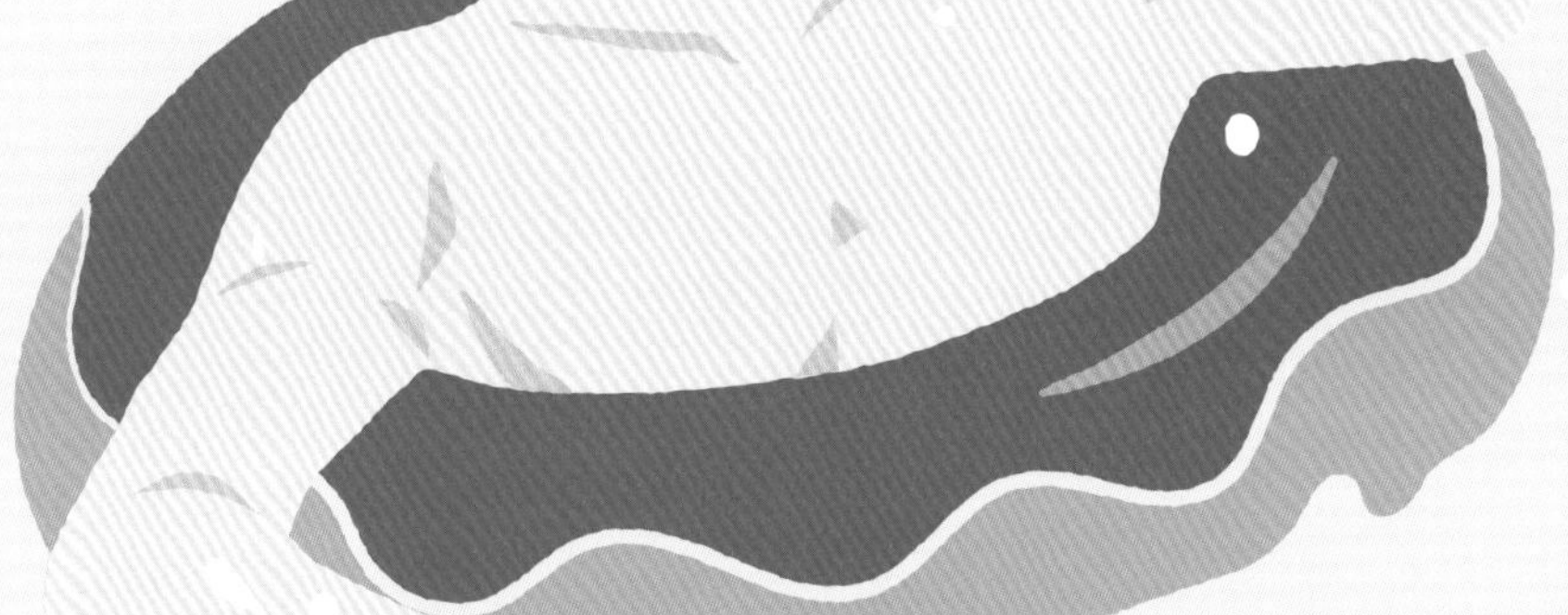

- 水分を保って、細胞の活動を維持する
- カリウムと協力して、水分量を調整する
- 摂りすぎると、脳梗塞や胃がんなどにつながる

多く含んでいる食材

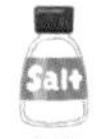

食塩

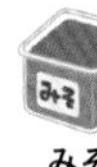

みそ

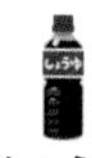

しょうゆ

顆粒だし

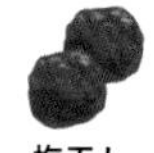
梅干し

どんな栄養素?

細胞を活動させて生命活動を支える

料理に塩。地球の大半を占める海水にも塩。塩って偉大な存在だよね♪　やぁ、ぼくはナトリウム。塩のもとだよ。

人間が生きていけるのは、じつはぼくがいるからなんだよ♪　**体の細胞が活動するためには、水分が必要なんだけど、ぼくはその水分を保つ仕事をしている**からね。人間の体の中で、ぼくの濃さは一定と決まっている。だから、体の中でぼくが増えると、体は薄めようとして水を欲して、体の水分を保つようにしているんだね。

ほかにもぼくは、筋肉の伸び縮みや、神経の伝達に関わっているんだ。

カリウムと協力して体の水分を調整する

ぼくは、おもに細胞の外の水分に多くいて、細胞膜をへだてた細胞の中の水分には、カリウムが多くいるんだ。

細胞外にいれば、水分と一緒に尿として体外に出ていくことができるけど、中にいるとそれができない。ぼくを摂りすぎて、細胞内まで多くなると、水分で体がむくんでしまうよ。そんなとき、**カリウムは細胞内のぼくを外へ追い出して、体から水分を減らしてくれる**んだ。こんなふうに、ぼくとカリウムは協力して、体の水分調整をしているんだよ♪

豆知識	ナトリウムは生物に欠かせない栄養素なので、ほとんどの食べものに含まれている。

不足したら？ 摂りすぎたら？

血液量が減って酸素や栄養素が行きわたらない

いまの日本で、ぼくが不足することはかなり考えにくいよ。でも、もし足りなくなると、体の水分が減って大変なことになるんだ。血液の量が減って、酸素やいろいろな栄養素が体中に行きわたらなくなってしまうからね。そうなると、全身がだるくなって、食欲もなくなって、生きていくのが困難になってしまうんだ……。

摂りすぎると脳梗塞や胃がんにつながる

日本人はしょうゆやみそなど、塩分の多い調味料をよく使うから、ぼくを摂りすぎてしまう傾向にあるんだ。健康な人が一時的に摂りすぎても、尿として排出できるから問題ないけど、摂りすぎが続くのは問題だよ！　体の水分が多くなるから手足がむくんで、尿の量も増えるから腎臓に負担がかかる。さらに、血液の量が増えて血圧が高くなる。そうなると、**高血圧、動脈硬化、脳梗塞、心筋梗塞、腎臓病など**、いろいろな重い病気につながっていくんだ。**胃がんになる可能性も高くなるよ。**

だから、ぼくを多く含む食べものはおいしいけれど、食べすぎには注意して！　それと、細胞内のぼくを追い出して、体内の水分を減らしてくれるカリウムをきちんと摂ることも大切だよ♪

豆知識　日本人が摂っているナトリウムのうち、約7割が食塩で、残り3割が食品。

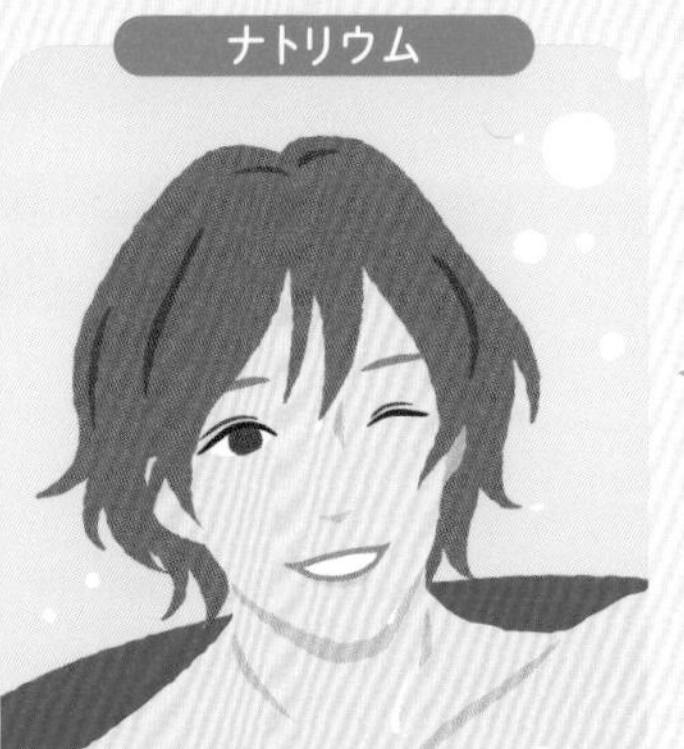

カリウムと一緒になって体の水分量を調節する。筋肉の伸縮、神経の伝達でも一緒に働く

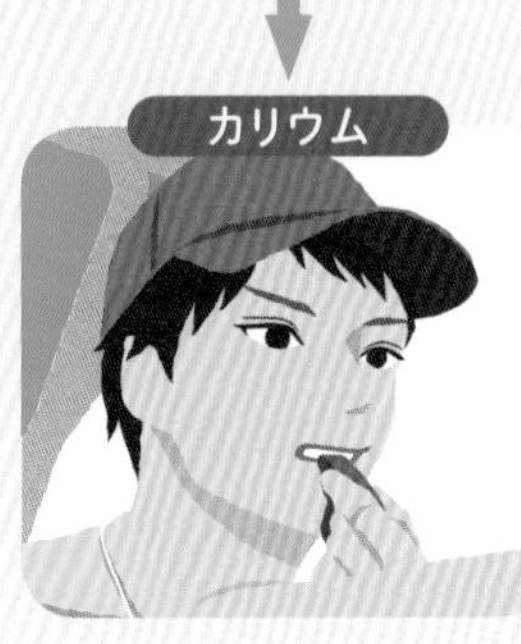

支配人くん直伝！

上手な摂り方

「ナトリウム＝塩」と考えてもらってOKだよ！　塩は調味料として、いろいろな料理に使われるし、みそやしょうゆにもけっこう含まれているんだ。だから、摂りすぎに注意！血圧が高めの人は、減塩が必要だよ。食塩の代わりに酢やレモン汁の酸味で味つけしたり、塩分が含まれるパンやめん類を避けて、塩分ゼロのごはんにしたりね！

減塩のほかに、ナトリウムの量を調整してくれるカリウムをきちんと摂るのも大事だよ。例えば、塩分を含むみそ汁には、カリウムが豊富ないも類やほうれん草などを組み合わせてみて！

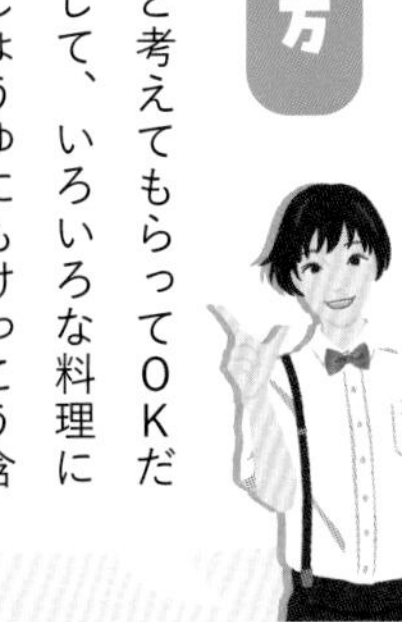

カリウム

Potassium

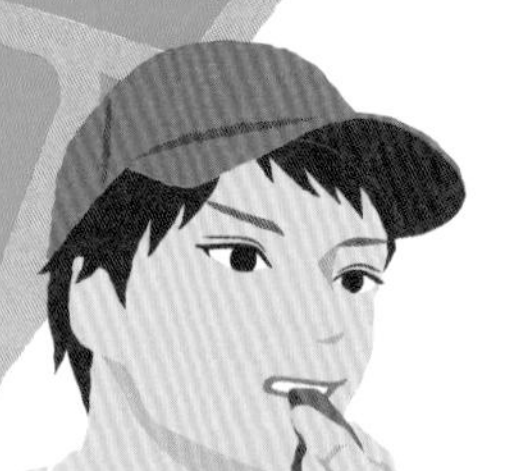

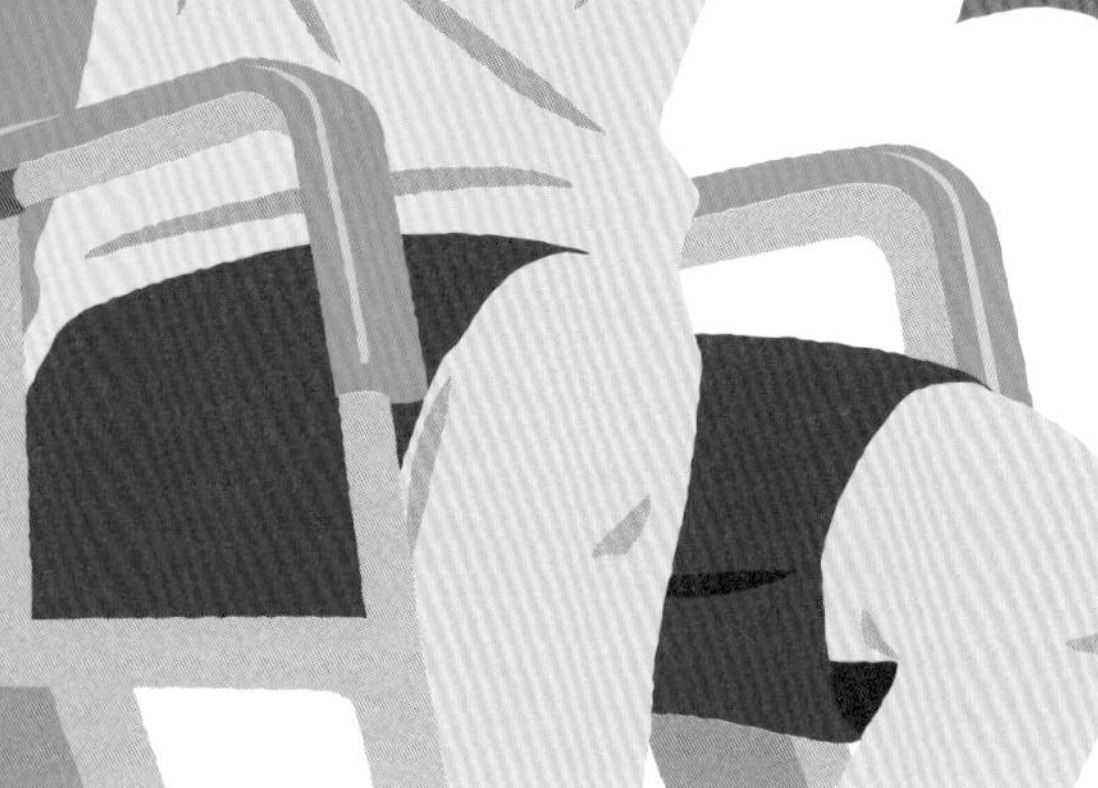

俺は体内の
水分量の
監視員です！

- ナトリウムを排出して、水分量を調整する
- 水分量のバランスをとって、血圧を正常に保つ
- ナトリウムの摂りすぎを予防する

多く含んでいる食材

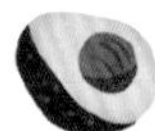
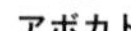
アボカド

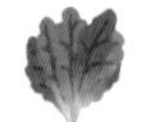
ほうれん草

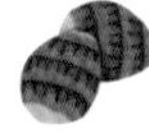
いも類

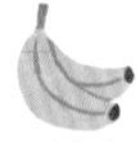
バナナ

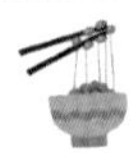
納豆

どんな栄養素？

細胞内のナトリウムを追い出し、水分を排出する

俺は体内の余分な水分を監視して、人体の安全を守っています。昨夜ラーメンのスープを飲みきって、今日足がむくんでいるというのなら、それはきっと体の水分量を増やしてしまうナトリウムのせいです。そんなときに、俺は力になりますよ！

俺は、**増えすぎたナトリウムが細胞内に入っていると、そのナトリウムを追い出し、尿とともに体の外へ排出させる**ことができます。そうやって、俺はナトリウムとともに体内の水分バランスを保っているんです。また、体の水分を一定に保つことで、血圧を正常に保ちます。

ほかにも、ナトリウムとともに、筋肉の伸び縮みや神経の伝達を正常に保つ働きもしていますよ！

ナトリウムによる高血圧予防に役立つ

俺を必要以上に摂っても、尿として出ていくから、とくに心配することはないですよ。最近はみんなナトリウムを摂りすぎる傾向があるから、高血圧を予防するためにも俺をきちんと摂ることが重要です！

俺は**水に溶けやすいから、俺が含まれる野菜やくだものはぜひ生で**食べてください。あとは、**溶け出した煮汁ごと食べられる汁物もおすすめ**です！

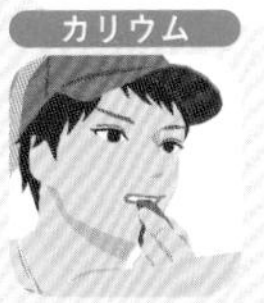

ナトリウムと一緒になって体の水分量を調節する。
筋肉の伸縮、神経の伝達でも一緒に働く

ナトリウム

鉄

Iron

酸素を
お届けしまーす！

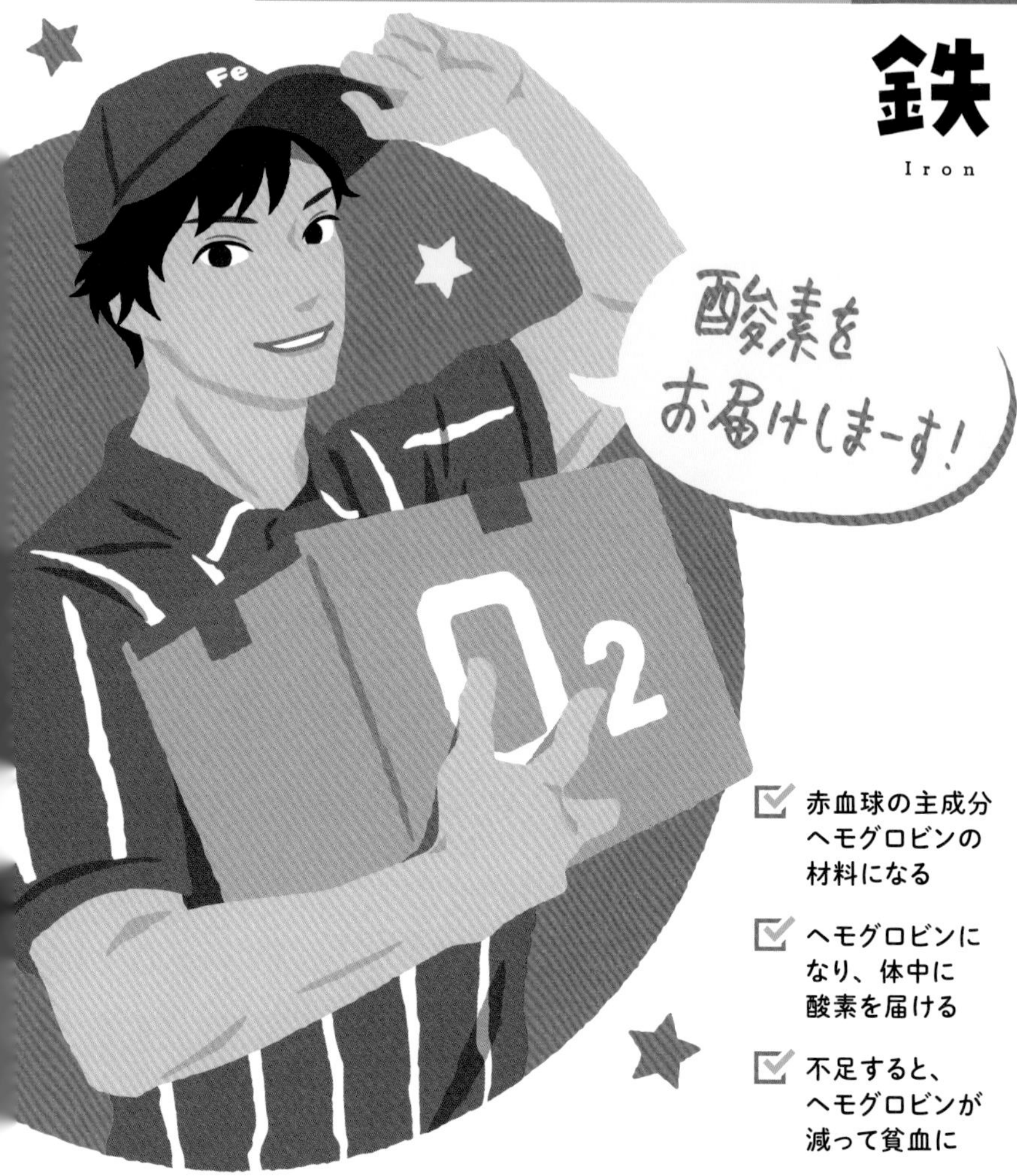

- 赤血球の主成分ヘモグロビンの材料になる
- ヘモグロビンになり、体中に酸素を届ける
- 不足すると、ヘモグロビンが減って貧血に

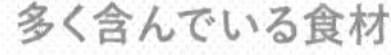
多く含んでいる食材

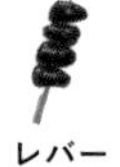
レバー

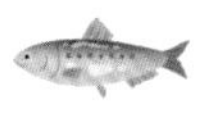
魚介類

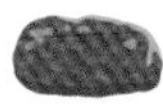

牛肉

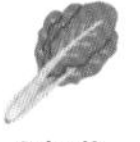
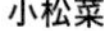
小松菜

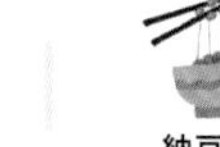
納豆

ヘモグロビンになって酸素を運び届けている

こんにちは、酸素をお届けに参りました、鉄です！　鉄って、フライパンとかお鍋や、身の回りの調理器具の素材としてよく聞きますよね。じつは人間の体の中でも僕は働いていて、体内での酸素の配送を担当しています！

血液は、赤血球や白血球などからできていますよね。僕は、**赤血球のおもな成分であるヘモグロビンの材料になる**んです。ヘモグロビンは血液の赤い色のもとで、**酸素を肺から受け取って、体のすみずみまで配る役割**があります。酸素は体の中でエネルギーをつくるのに不可欠ですから、僕はけっこう重要な役割を担っているんですよ！

ヘム鉄と非ヘム鉄の2種類に分けられる

ヘモグロビンになるのは、体の中にいる僕の60～70％です。ほかは筋肉に4％ほどいて、残りは肝臓、脾臓、骨髄に蓄えられています。筋肉にいる僕は、**ミオグロビンという筋肉の赤い色のもとになって、配送されてきた酸素を筋肉に取り込む**仕事をしています。

じつは僕は、**ヘム鉄と非ヘム鉄という2種類**に分けられるんですよ。ヘム鉄は動物性食品に含まれていて、非ヘム鉄は植物性食品に含まれています。

豆知識　鉄釜で蒸し煮してつくられていたひじきは、ステンレス釜でつくられるようになったことで、鉄の含有量が約9分の1に減った。

不足したら？ 摂りすぎたら？

ヘモグロビンが減って酸素が行きわたらない

僕は一時的に足りなくなっても、肝臓などに蓄えられているので問題ありません。でも、**蓄えられていた僕が使いはたされると、貧血に**なってしまいます。血液の中のヘモグロビンが減って、酸素が全身に行きわたらなくなってしまいますから。貧血になると、**疲れやすくなって、頭痛やめまい、動機、息切れなどがおこってしまう**んですよ。

成長期のこどもや妊婦さんは、僕がたくさん使われるから不足しがちです。あと、月経のときの女性も不足してしまいがちなので、注意していただけると幸いです！

体内に蓄積されすぎると活性酸素がたくさんつくられる

僕は吸収されにくいので、摂りすぎになることはほとんどありません。でも、体に必要だからって**サプリメントで必要以上に摂っていると、肝臓などに蓄積されて鉄中毒をおこす**こともあるんですよ！ 症状としては、吐き戻したり、胃腸の調子が悪くなったり、といった感じです。

それと、**僕が体内に増えすぎると、老化物質の活性酸素がたくさんできてしまう**んですよ。そうなると、シミやシワをつくるだけじゃなく、動脈硬化を招いて生活習慣病になりやすくなってしまうんです。

豆知識 貧血には、血液量が減っておこるものや、葉酸などが不足しておこるものがあるが、9割は鉄不足による鉄欠乏性貧血。

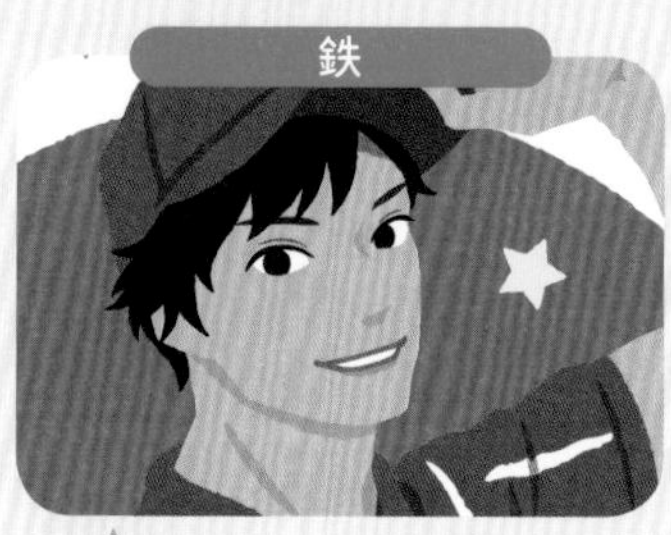

鉄の吸収を助ける

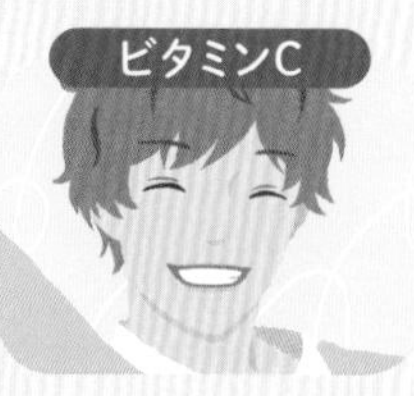

タンパク質にくっついて、鉄を体中に運ぶのを助ける

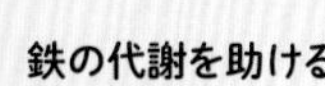

鉄の代謝を助ける

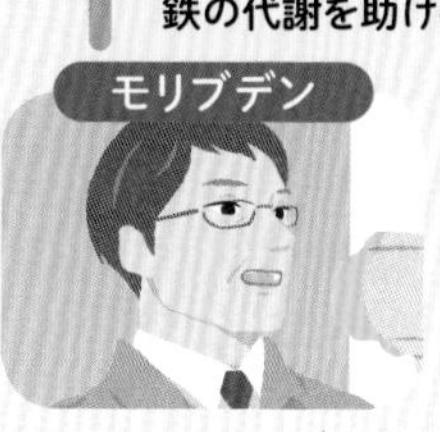

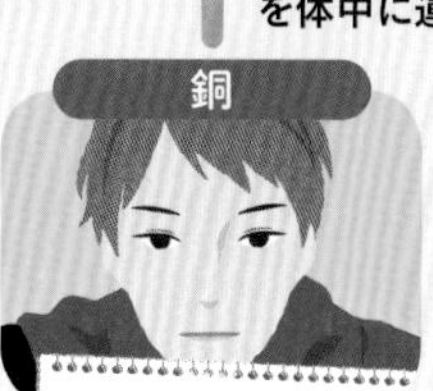

支配人くん直伝！

上手な摂り方

鉄といえばレバー♪　ほかにも、魚介類や赤身の肉などに多く含まれているよ。ただ、鉄は水に溶けやすいし、体に吸収されにくいから、食べるときは工夫が必要なんだ。

動物性食品に多く含まれるヘム鉄と、植物性食品に多く含まれる非ヘム鉄とでは、ヘム鉄のほうが吸収されやすいよ。でも、非ヘム鉄は、ビタミンCと一緒に摂ると吸収率がアップするから、非ヘム鉄を含む小松菜や納豆を食べるときは気にしてみてね！

あと、銅は鉄をサポートするから、銅を含むそら豆のポタージュを牛肉のステーキにつけ合わせれば、貧血予防にぴったりだよ！

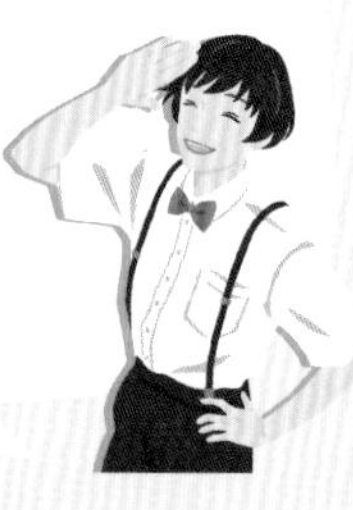

亜鉛

Zinc

みなさんの「おいしい！」を支えます

- 舌の細胞を新しくして、味覚を正常にする
- 男性ホルモンなどホルモンづくりに関わる
- 不足すると、味覚障害や皮膚炎をおこす

多く含んでいる食材

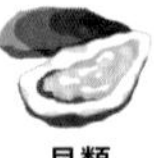
貝類

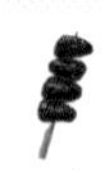
レバー

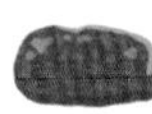
牛肉

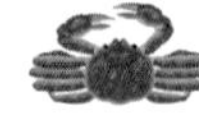
ズワイガニ

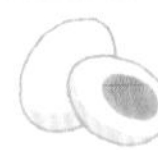
卵

どんな栄養素？

味蕾(みらい)などいろいろな細胞の代謝を活発にする

和食、洋食、中華……。あなたはどんなお料理がお好きですか？　例えば、あなたが鯛茶漬けを食べて「おいしい！」と感じられるのは、じつは私のおかげなんです。少し恩着せがましいですが……。

食べものの味を感じ取るのは、舌の表面などにある味蕾と呼ばれる部分です。この味蕾の細胞は短い周期で生まれ変わっていますが、私はこの代謝に欠かせないミネラルなんです。**代謝を活発にして新しい細胞をつくり、味覚を正常に保って**います。

味蕾だけではありません。私は、**タンパク質がDNAの情報をもとになにかの細胞になるとき、必要な手助けをする**ことで、全身の細胞の代謝を活発にしているんですよ。細胞を新しくすることで、皮膚炎やケガを治すときにも役立っています。

男性ホルモンや女性ホルモンなどをつくる

私は、体の機能をコントロールする**さまざまなホルモンづくりにも関わって**います。例えば、男性ホルモンや女性ホルモン。成長期に男性が男性らしく、女性が女性らしく体が変化していくのは、私の活躍によるものです。

ほかにも、ウイルスから体を守る免疫力を高める働きもあります。

豆知識　亜鉛は、精子づくりにも深く関係しているため、アメリカでは「セックスミネラル」とも呼ばれている。

不足したら？ 摂りすぎたら？

細胞の代謝が悪くなり味覚障害などがおこる

私が足りなくなると、**味蕾の細胞の代謝が悪くなって味覚障害**がおこります。食べものの味がわからなくなってしまうのは残念ですよね……。ほかにも、皮膚の代謝が悪くなり、**皮膚炎になる**こともありますし、髪の毛の発育が悪くなり、**抜け毛や切れ毛が多くなる**こともあります。

とくに、妊婦さんや小さなこどもで不足してしまうと、**胎児やこどもの身長や体重などの発育が遅れてしまい**ますので、注意が必要です。おとなでは、男性ホルモンや女性ホルモンが減ってしまうことで、**生殖機能が低下することも**あります。

免疫力が落ちることで、風邪をひきやすくなったり、治りにくくなったりもします。

鉄や銅の吸収が邪魔され貧血になることも

食事で私を摂りすぎることは、あまりありませんが、サプリメントには注意してください。植物性食品に少ない私を、ベジタリアンの人などはサプリメントで摂っていることも多いかと思いますので……。摂りすぎが長期にわたると、**鉄や銅の吸収が邪魔されるようになって、貧血になることも**あります。ほかにも、めまいや吐き気がおきたり、ＨＤＬ（善玉コレステロール）が減ったりしてしまうこともあるんです。

豆知識　亜鉛の1日の摂取上限は、おとなの男性でカキ約20個が目安とされる。

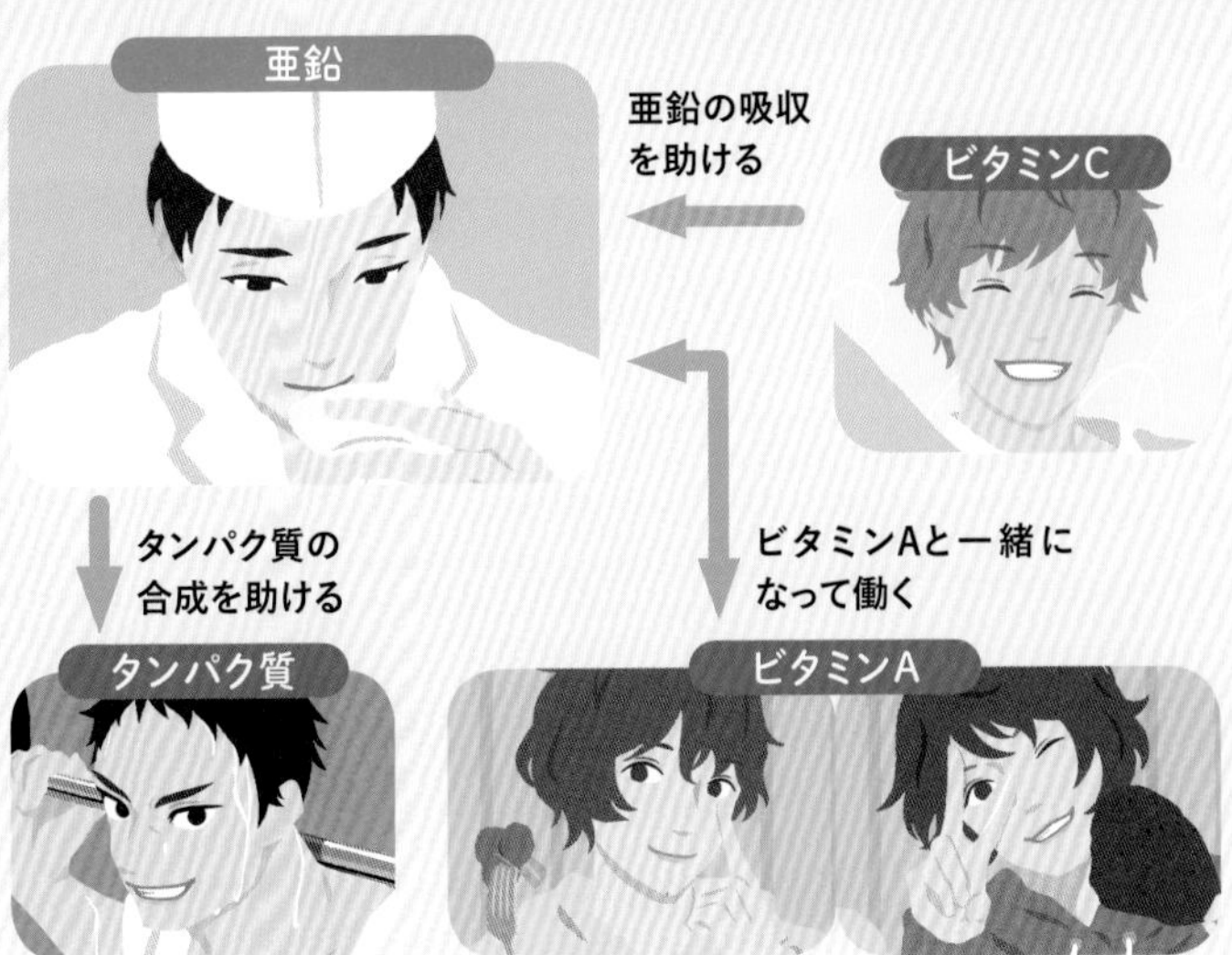

支配人くん直伝！

上手な摂り方

亜鉛は、カキにたくさん含まれていることで有名だよね！　ほかにも、レバーや牛肉など動物性食品に広く含まれているんだ。

注意してほしいのは、ダイエットを理由に野菜にかたよった食事をしたり、加工食品ばかり食べたりすること。野菜だけでは亜鉛は不足するし、加工食品に含まれるリンは、亜鉛の吸収を邪魔しちゃうからね！

亜鉛はビタミンAと一緒になって働くから、どちらも多く含まれるレバーは便利な食材だよ。それに、ビタミンCは亜鉛の吸収をよくするから、カキにレモンを絞って食べるのはナイスアイデアなんだ♪

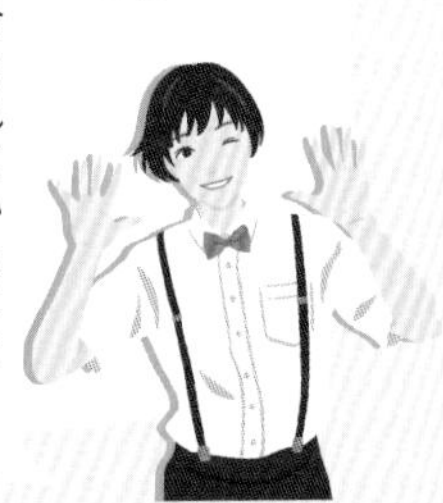

鉄を助け、貧血を予防する！　栄養素男子 27

銅

Copper

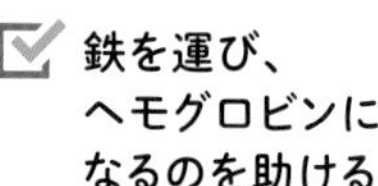

- 鉄を運び、ヘモグロビンになるのを助ける
- 活性酸素を防ぎ、血管の健康を保つ
- 不足すると、ヘモグロビンが減って貧血になる

多く含んでいる食材

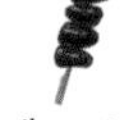
牛レバー

イイダコ

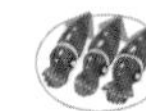
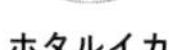
ホタルイカ

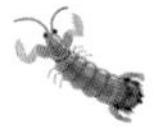
シャコ

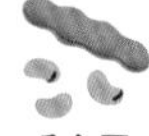
そら豆

タンパク質にくっつき鉄の代謝を助けている

どうもっす。俺は鉄のサポート役をさせていただいてます、銅っす。骨や筋肉、肝臓のほか、血液の中にいるっす。血液の中では、**タンパク質にくっついてセルロプラスミンという物質になってる**っす。このセルロプラスミンは、鉄が、全身に酸素を運ぶ赤血球中の**ヘモグロビンの材料になるのを助けている**んす。地味だけど、大事な仕事を任されてるんす。誇らしいっす。

ほかにも俺は血管の中で、老化を進める活性酸素を分解する酵素の材料になって、血管の健康維持に役立ってるっす。あと、骨や血管の壁をしなやかにしたり、神経の伝達に関わったりと、かなり幅広く活躍してるんすよ。へへ。

ビタミンC、鉄、亜鉛の摂りすぎで不足することも

ふつうの食事をしていれば、俺が足りなくなることも、摂りすぎて害がおこることもないっすね。でも、ビタミンCや鉄、亜鉛をサプリメントで摂りすぎると、俺がたくさん消費されたり吸収されなくなったりして、不足することがあるっす。

不足すると、ヘモグロビンがうまくつくられなくなって貧血になるっすよ。あと、骨や血管がもろくなって、動脈硬化や骨粗しょう症を招くこともあるんす。

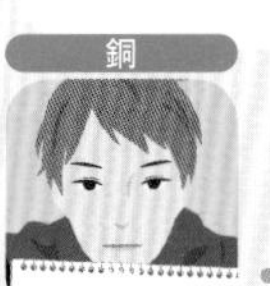

タンパク質にくっついて、鉄を体中に運ぶのを助ける

鉄

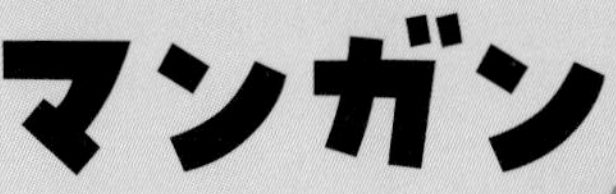

マンガン

Manganese

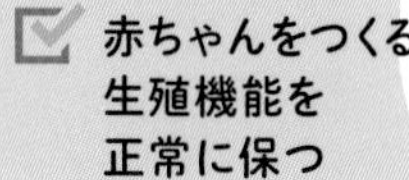

- 赤ちゃんをつくる生殖機能を正常に保つ
- 骨をつくったり分解したり、骨代謝に関わる
- 不足や摂りすぎの心配はほぼない

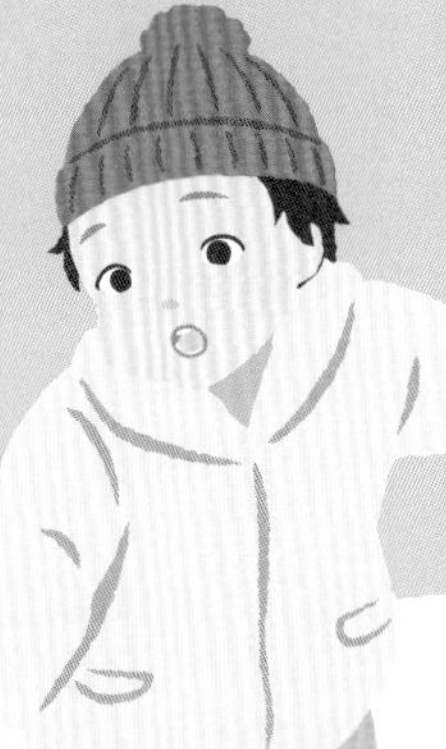

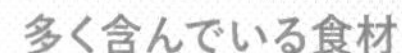

多く含んでいる食材

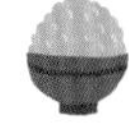

穀類

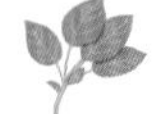

モロヘイヤ

大豆

松の実

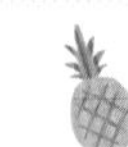

パイナップル

どんな栄養素？

生殖機能をキープするほか骨の代謝に関わり成長を助ける

ちょっと照れくさいけれど、ぼくは「**愛情ミネラル**」なんていうふうに呼ばれているんだ。その理由は、ぼくには**生殖機能を保つ働きがある**のと、人間が成長するのを助ける働きがあるから。子育てにはたくさんの愛情と、ぼくマンガンが必要ってことかな。

人間の成長に、ぼくがどう関わっているか、だよね？　ぼくは**骨をつくったり分解したりという、骨の代謝を進める成分になる**んだ。とくに発育期の骨の成長には必要不可欠だよ。

ほかにもぼくは、三大栄養素、とくに**糖質と脂質をエネルギーに変えることもサポート**しているし、抗酸化作用に働く成分になって老化防止を助けてもいるよ。

不足したり摂りすぎたりすることはない

ぼくは、吸収されにくいミネラルだけれど、**必要な量はとても少なくていいし、植物性食品に広く含まれているから、足りなくなることも、摂りすぎて悪い影響が出ることも、まずない**んだ。

動物を使った実験では、不足すると、骨がもろくなるほか、糖質や脂質の代謝が悪くなって、運動能力が落ちることがわかっているよ。

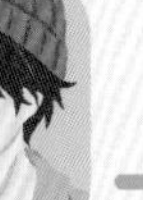

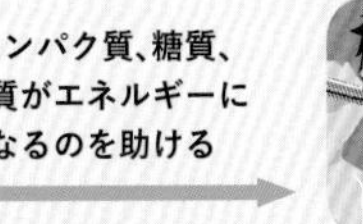

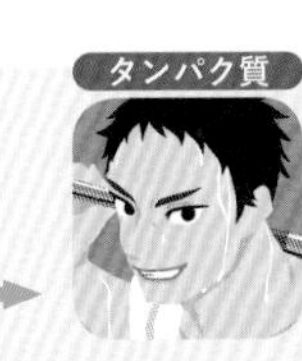

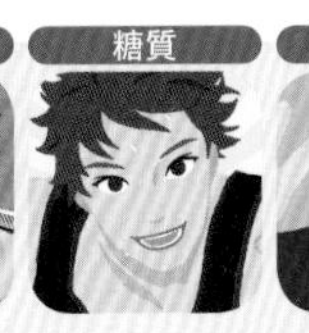

脂質

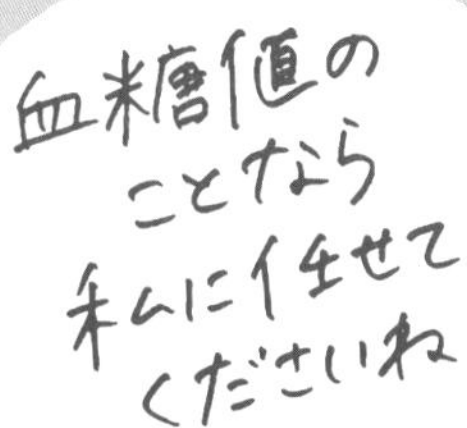

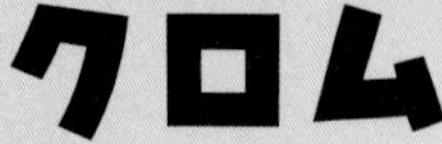

Chromium

- インスリンを助け、血糖値を下げる
- 血液中の中性脂肪・コレステロールを下げる
- 過不足で悪影響が出ることはほぼない

多く含んでいる食材

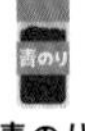

青のり

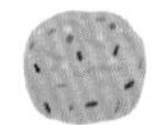

がんもどき

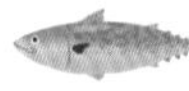

サバ

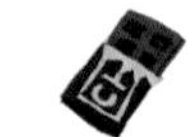

ミルクチョコレート

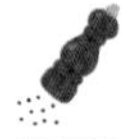

調味料

どんな栄養素？

血糖値や血液中の中性脂肪・コレステロールを下げる

私は、年をとっておなかが出てきてしまった、そんなおじさんの味方になるミネラルなんですよ！

食事で摂った糖質は体に吸収されたあと、ブドウ糖に分解され、血液を通って全身に配られます。このブドウ糖が増えすぎると、脂肪に変わって太ったり、高血糖になったりするんです。この高血糖が続くと、糖尿病になってしまうんですよ。

でも、私には、**インスリンの働きを助け、血糖値を下げる効果がある**んです！

インスリンはホルモンの1つで、糖質を全身の細胞に取り込み、エネルギーに変える働きがある。あなたも一度は聞いたことがあるんじゃないかな。

こうして私は、おじさんたちの健康を守っているんですよ！　あとは、**血液中の中性脂肪やコレステロールを下げたりもしています。**

バランスのよい食事をしていれば不足の心配はない

私が足りなくなると、糖尿病などの生活習慣病にかかりやすくなりますが、**バランスのよい食事をしていれば、不足で悪い影響が出ることはない**ですよ。私は、少ないながらもいろいろな食べものに含まれているし、必要な量も少ないですからね！

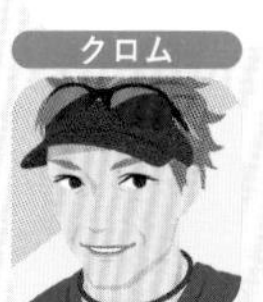

インスリンの働きを助け、
糖質がエネルギーになるのをサポート

糖質

体のゴミを尿酸に変える!　栄養素男子 30

モリブデン

Molybdenum

プリン体の摂りすぎは痛風のもとですよ!

- 古い細胞など体内のゴミを尿酸に変えて排出する
- 食べものに含まれるプリン体も尿酸に変える
- 銅が不足すると、モリブデン中毒の可能性も

多く含んでいる食材

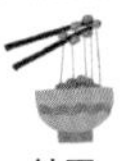

納豆

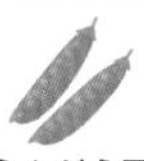

えんどう豆

大豆

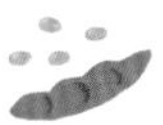

枝豆

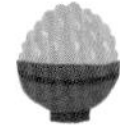

玄米

体のゴミやプリン体を尿酸につくり替える

私は、体の中のゴミ処理業者みたいなものですねえ。おもな仕事場は、肝臓や腎臓です。

人体ではいろいろな代謝の過程で、古い細胞やエネルギーの燃えカスなどのゴミができてしまうんです。私は、これらを**尿酸という体の外へ排出できる物質につくり替えて、尿と一緒に送り出して**おります。

あとは、ビールや発泡酒のほか、レバーや魚卵などに含まれている**プリン体という物質も分解して、尿酸につくり替えて**おります。プリン体は摂りすぎると、足の親指などで激痛がおこるんです。そう、痛風ですね。いやですよねえ……。

ほかにも、**鉄の代謝を助ける**などの役割もあるんですよ。

銅が不足するとモリブデン中毒になることも

私は吸収されやすいミネラルですし、必要な量も少ないですから、不足することはまずありません。摂りすぎても、体にたまって害を与えることはありませんよ。

ただ、**私をたくさん摂っている状態で、銅が不足したら、モリブデン中毒になった**という話はあるみたいです。どうやら、痛風に似た関節痛がおこったみたいですよ。おっかないですねえ……。

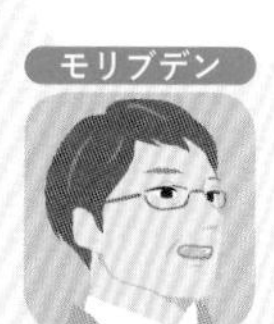

セレン

Selenium

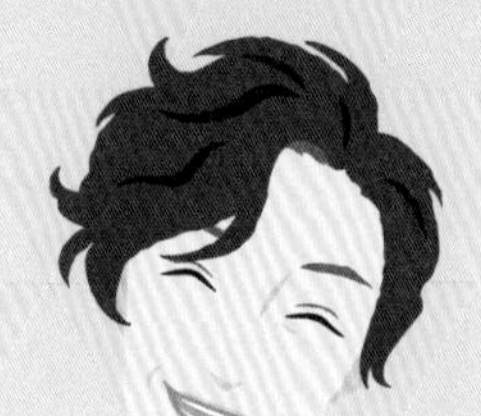

若いって
いいですよ
ねえ♪

- 活性酸素を取り除き、老化を予防する
- ビタミンCなどとともに摂ると相乗効果がある
- サプリメントでの摂りすぎは脱毛などをおこす

多く含んでいる食材

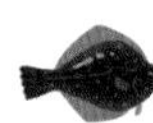
カレイ

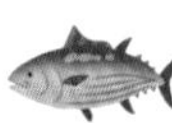
カツオ

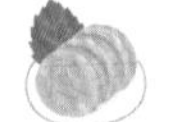
アンコウの肝

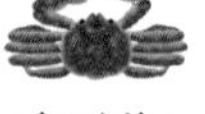
ズワイガニ

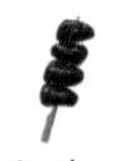
レバー

どんな栄養素？

活性酸素を分解して体の酸化を防ぐ

えっ？　私、若く見えます？　ええ、よくいわれます、アハハ！　まあ私、アンチエイジングの栄養素ですので。セレンというんですけど、ご存じないです？　そうですか、ええ、よくいわれます、アハハ！

私は、**グルタチオンペルオキシダーゼという酵素の材料になって、老化を進める活性酸素を分解する**んですよ。ですので、体が酸化して傷つくことによって増えるシワや白髪を防いだり、血管がもろくなったりする老化を防げるんです。

β-カロテンやビタミンC、ビタミンEなど、抗酸化作用をもつほかの栄養素と一緒に摂ると、より効果的ですね！

サプリメントで摂りすぎると脱毛や爪の変形がおこることも

私、じつは土の中にもいましてね。私が多く含まれる土で育った植物には、私がたくさんいるんです。それと、魚に多く含まれるのも特徴ですねえ。日本食には魚がよく出てきますから、日本で私が不足することはないのではないでしょうか。

むしろ、**サプリメントでの摂りすぎには注意**してほしいですね。私、**ほかの微量ミネラルより毒性が強い**もので、摂りすぎると脱毛したり、爪がもろくなったりしちゃいますよ！　本末転倒、恐ろしいですね！

セレン

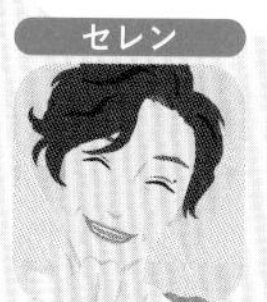

β-カロテン、ビタミンC、ビタミンEと相乗効果で老化防止

β-カロテン

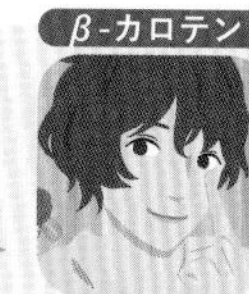

ビタミンC

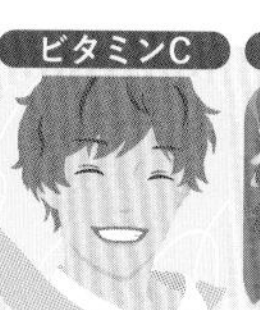

ビタミンE

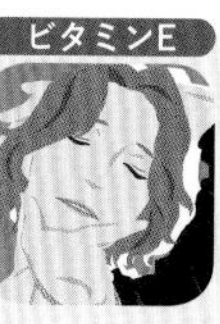

ヨウ素

Iodine

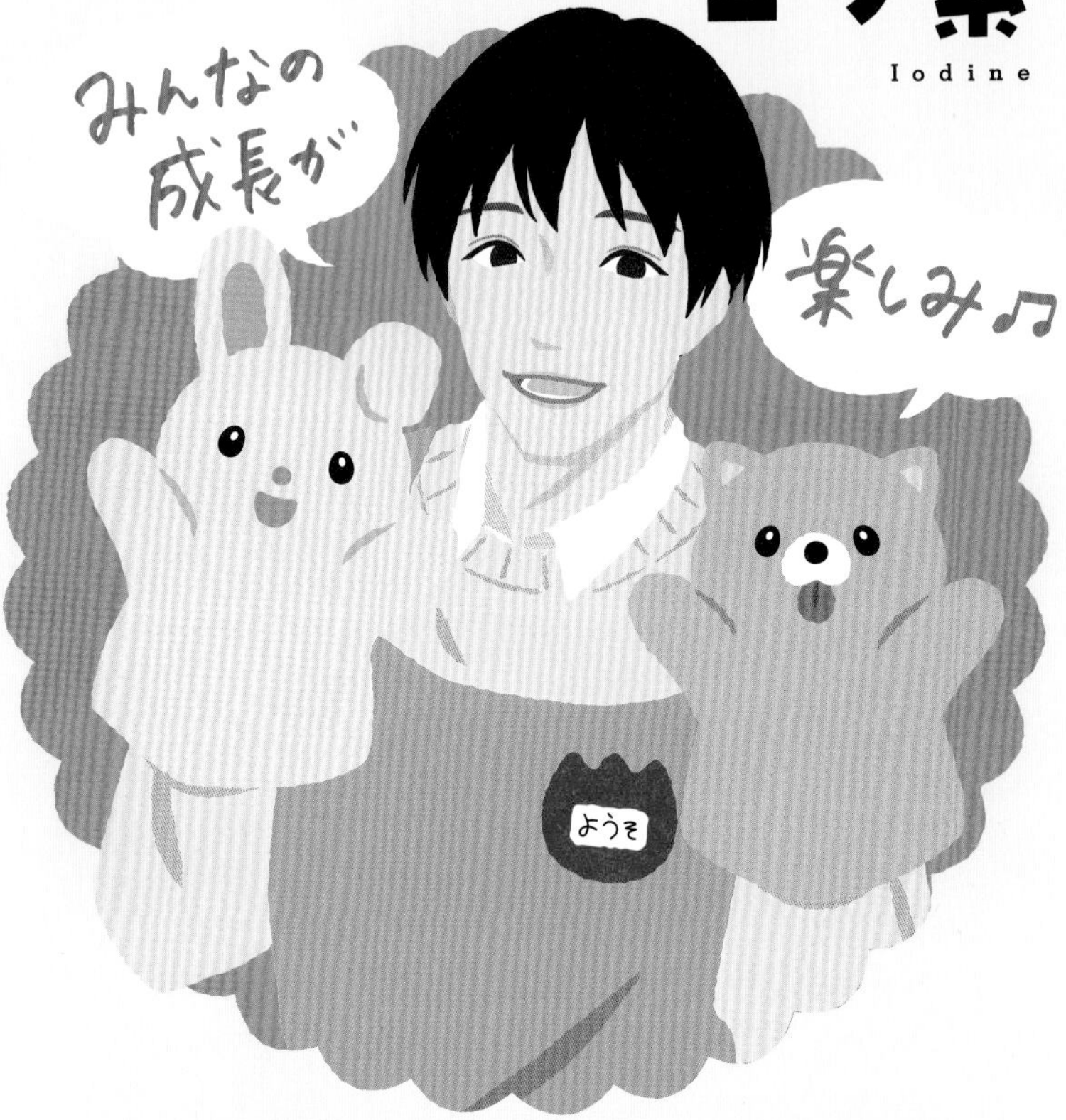

みんなの成長が

楽しみ♪

ようそ

- 細胞の新陳代謝を助け、成長期の発育を支える
- 三大栄養素のエネルギー化を促進する
- 不足しても摂りすぎても、甲状腺が腫れる

多く含んでいる食材

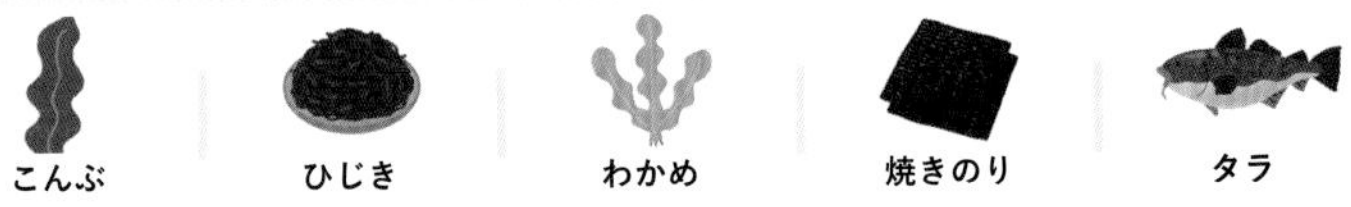

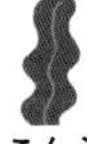
こんぶ

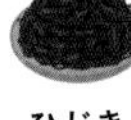
ひじき

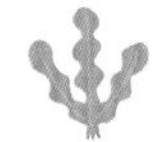
わかめ

焼きのり

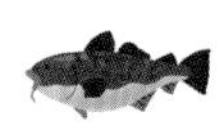
タラ

どんな栄養素？

全身の細胞の代謝を促して成長期の発育を支える

こんにちはっ！　ヨウ素おにいさんだよ！　体の中に入ると、ノドにあるチョウチョ形をした甲状腺という場所に集まって、**甲状腺ホルモンの材料になるんだ♪**

甲状腺ホルモンの重要な役割は、全身の細胞の代謝を進めることとっ！　**皮膚や髪、爪の細胞は、素早く生まれ変わらせないと傷んでしまうから、代謝を促進させて健康を保っているんだ。**こんなふうにして細胞の代謝を助けているから、**僕は成長期のこどもの発育にとって、とっても大事なミネラル**なんだ♪

ほかにも甲状腺ホルモンには、三大栄養素をエネルギーに変えるのを促したり、呼吸を速めて酸素の消費量を増やして、脂肪を燃焼させたりする働きもあるんだ！

不足を摂りすぎも甲状腺が腫れて似た症状が出る

僕は、こんぶやひじきなどの海藻に多く含まれているよ。日本ではよく食べられているから、足りなくなることはほぼないと思うよ♪

摂りすぎたときも不足したときも、甲状腺が腫れて、脱毛や体力低下など、似たような症状が出るんだ。発育期のこどもでは、体や脳の発達が遅れることもあるから、ほどよい量を摂ってね！

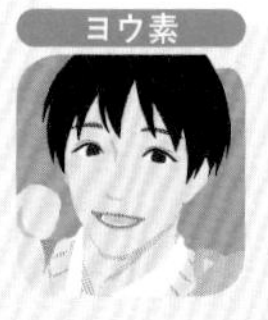

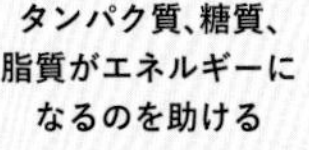

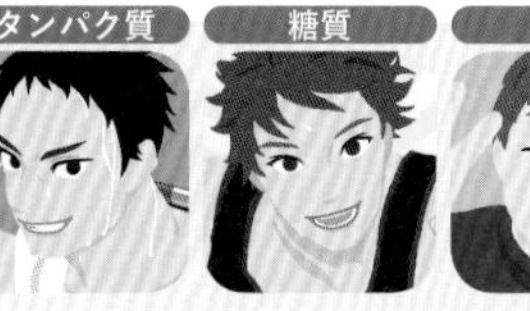

column.03

塩素・硫黄・コバルト

3章で紹介した13種類のミネラルは、厚生労働省が発表している「日本人の食事摂取基準」で、1日にどれくらいの量を摂るとよいか、基準が決められているものたちだよ。いま、人間が生きていくために欠かせないミネラルは16種類あったはず……って思った人！　するどいね♪　残りの3つも気になるよね？

1つめは塩素！　塩素はナトリウムと結びついて食塩になっているんだ。体の中でもナトリウムと同じように、水分量の調整で役立っているよ。

2つめは硫黄！　硫黄はタンパク質に含まれているから、肉や魚を食べていれば自然と摂れるよ。体の中ではアミノ酸とくっついて、爪や皮膚、髪の毛の材料になっているんだ。糖質や脂質の代謝にも関わっているよ。

3つめはコバルト！　コバルトはじつは、ビタミン B_{12} をつくる成分なんだ。だから働きも同じように、血をつくることに関わっているよ。

これら3つのミネラルの摂取基準が決められていないのは、ほかの栄養素と密接に結びついているから。つまり、自然と必要な量が摂れるからだいじょうぶってこと♪

4 機能性成分

健康を保つために大事な栄養成分は、五大栄養素だけじゃないよ。機能性成分のことも忘れないでね！　体の機能を整えて、病気を予防してくれるんだから♪

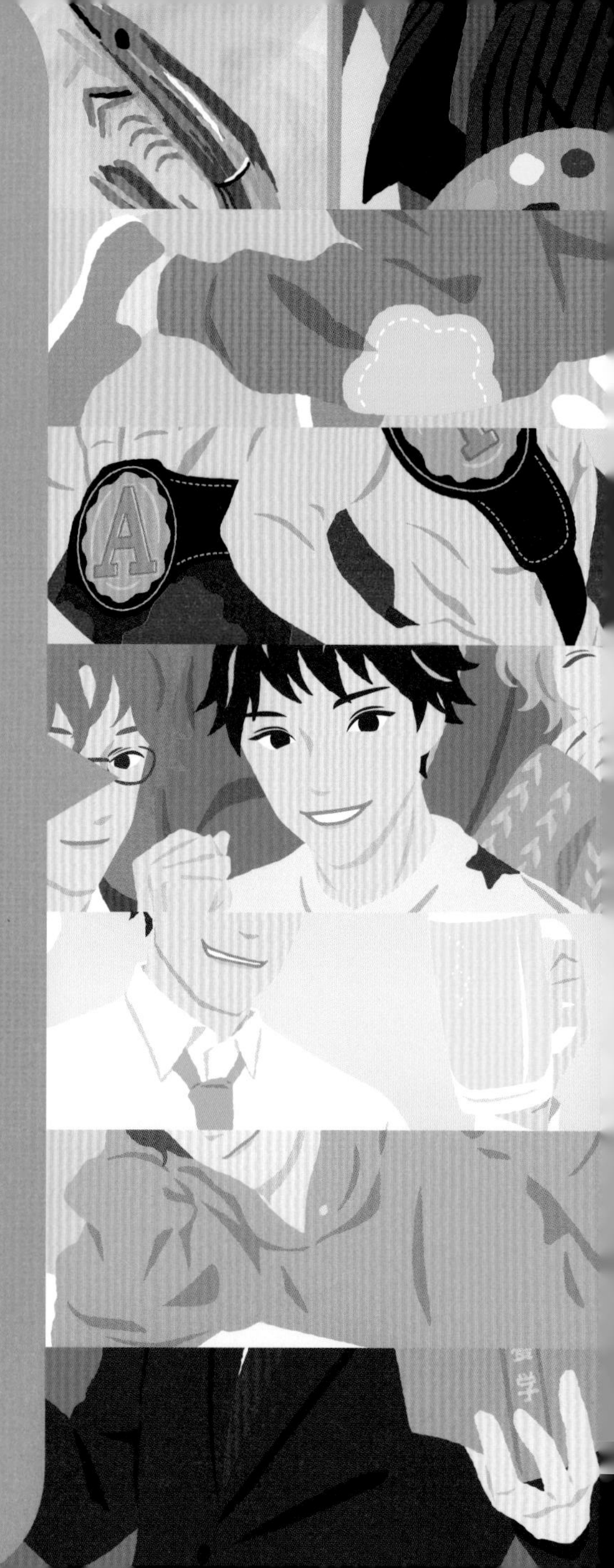

栄養素のイロハ④

健康をサポートする機能性成分

必須ではないが健康のために役立つ!!

生きていくために欠かすことができない栄養素、それが五大栄養素だったよね。でも、**五大栄養素みたいに絶対に必要ってわけじゃないけど、健康を維持したり、病気を予防したりするために効果を発揮する大事な栄養成分**があるよ。それが「**機能性成分**」！ ここでは、代表的な機能性成分を紹介するね。

機能性成分は、**食物繊維**、「**プロバイオティクス**」、「**フィトケミカル**」**などに分類**されるよ。三大栄養素で紹介した食物繊維も、じつは機能性成分の1つなんだ。

腸の中にはたくさんの細菌がいるんだけど、その中で**免疫力を上げるなど健康に役立つ菌**をプロバイオティクスっていうんだ。その代表が乳酸菌だよ。

フィトケミカルは、野菜やくだもの、海藻に含まれる栄養成分。多くは、食べものの色素、辛み、苦みなどの成分だよ。これらには**老化を促す活性酸素を取り除く抗酸化作用がある**から、がんや生活習慣病の予防などに効果があるみたいなんだ。きみも、ポリフェノールって聞いたことあるでしょ？

じつは僕たち
機能性成分でもあるよ
免疫力を上げるよー
食物繊維
乳酸菌
（プロバイオティクス）

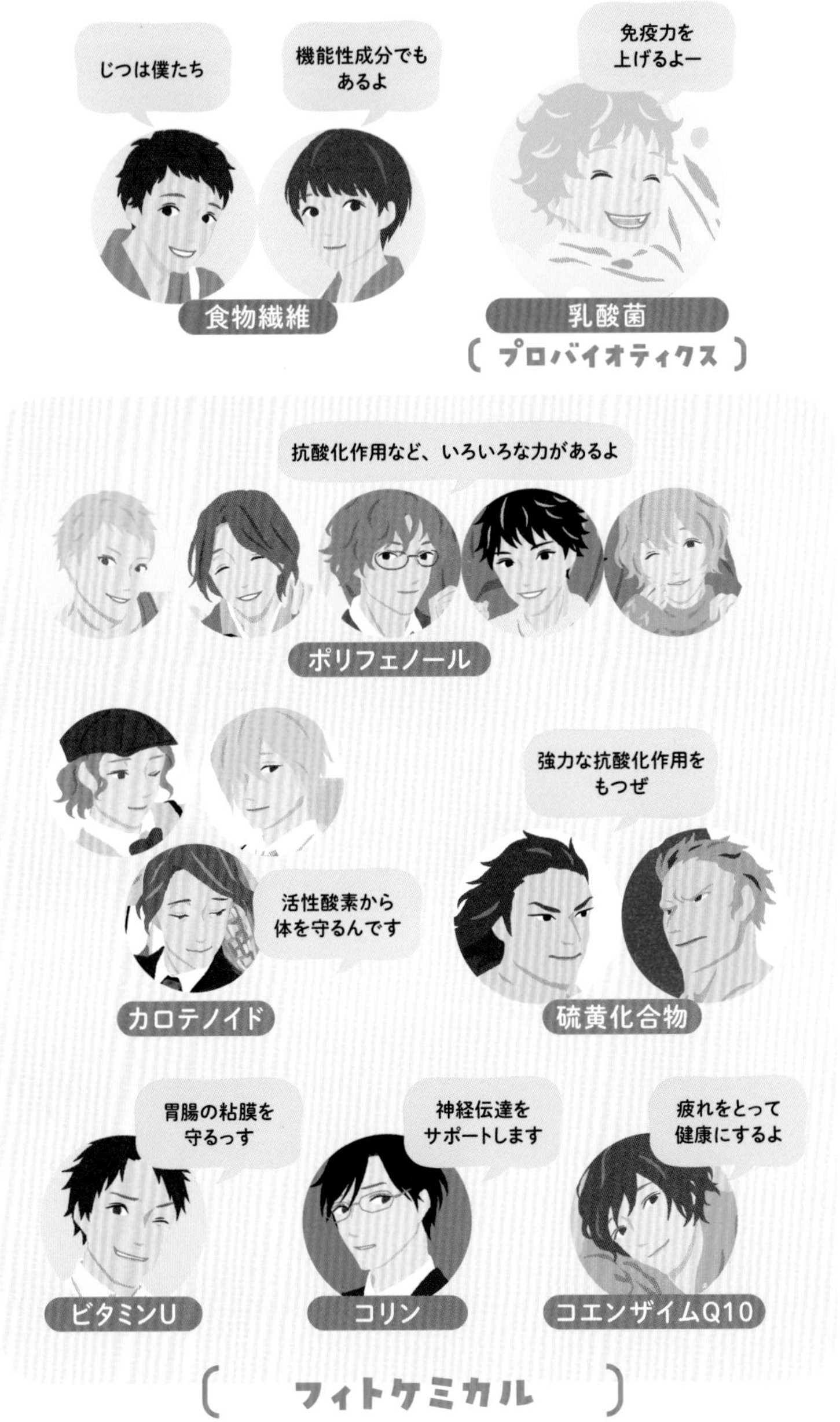

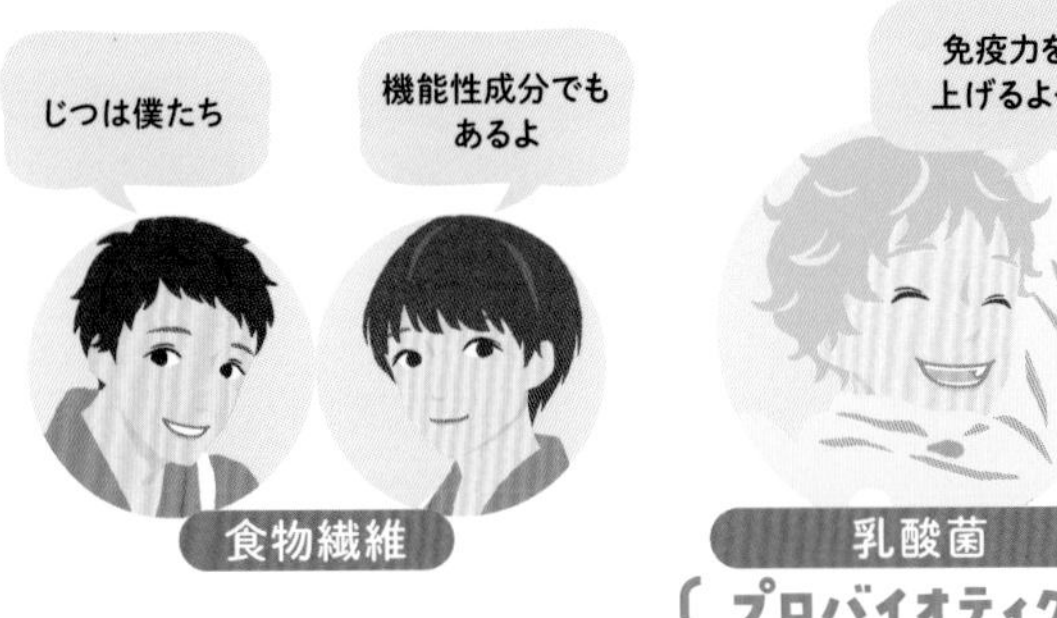

抗酸化作用など、いろいろな力があるよ

ポリフェノール

強力な抗酸化作用をもつぜ

活性酸素から体を守るんです

カロテノイド

硫黄化合物

胃腸の粘膜を守るっす

神経伝達をサポートします

疲れをとって健康にするよ

ビタミンU

コリン

コエンザイムQ10

（フィトケミカル）

乳酸菌

Lactic acid bacteria

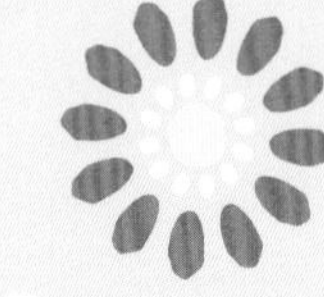

腸内細菌のお花畑だ〜っ！

- 腸内環境を整える
- 免疫細胞を元気にして、体を病気から守る
- 不足すると、腸内環境のバランスが崩れる

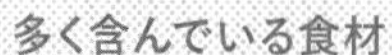

多く含んでいる食材

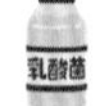

乳酸菌飲料

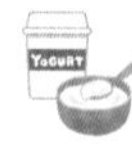

ヨーグルト

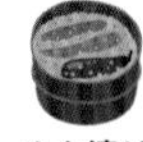
ぬか漬け

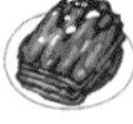
キムチ

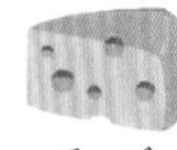
チーズ

乳酸をつくり出して腸内フローラを整える

わ〜い！　今日もお花が満開だぁっ！　ぼくはお花畑が大好きっ！　このお花畑は人間の体の中。腸内には3万種くらいの細菌がすんでいて、その数は1000兆以上にもなるんだけど、それらがまるでお花畑の花のように集まっているから、「**腸内フローラ**」って呼ばれているんだ。「フローラ」はお花畑を意味してるよ！

ぼくはこの腸内フローラにすむ細菌の1つで、乳酸菌だよ。腸内細菌には、人の健康にいい影響を与える菌と、悪い影響を及ぼす菌、そして、優勢なほうに味方する日和見菌がいるんだ。**ぼくがつくり出す乳酸は、腸内環境を整えたり、腸の働きを活性化させたり**するっ！　つまりぼくは健康にいい影響を与える菌だよ♪

免疫細胞を元気にして病気を防ぐ

腸の中でも、ぼくの多くは小腸にすんでいるんだ。小腸には体を病原体から守る免疫細胞がたくさんいるんだよ。ぼくは**免疫細胞を元気にする力があるから、ぼくが増えると病気をしにくくなる**んだぁ♪

ほかにもぼくには、アトピー性皮膚炎や花粉症などの**アレルギーや、がんを予防する効果**があると期待されているよ♪　すごいでしょ!?

豆知識　乳酸菌にはいろいろな種類があって、乳酸菌という名前はその総称。

不足したら？ 摂りすぎたら？

腸内環境のバランスが崩れ免疫力が落ちてしまうことも

ぼくは、動物性食品ではヨーグルトやチーズ、植物性食品ではぬか漬けやキムチなどの漬物に含まれているんだぁ。み〜んな、ぼくを利用した発酵食品！

ぼくを摂りすぎることで、体になにか悪い影響が出るなんてことはないから安心してね！ 逆に、ぼくが足りなくなっても、すぐになにか問題になるってこともないいんだ。腸内には、ぼく以外の優良な菌もいて、腸内環境を整えてくれるからね♪

ただ、**ぼくは腸内のほかの菌のエサにもなっているから、ぼくが減ると腸内環境のバランスが崩れ**ちゃうんだ。そうすると、**免疫力が落ちたり便秘になったり、いろいろと悪い影響が出る**ことにつながるよ。

腸内細菌はバランスが大事

腸内細菌といえば、以前は「善玉菌」や「悪玉菌」なんて言葉を使って種類を分けていたよ。きみも聞いたことあるんじゃないかな？ でもいまは、**腸内は多様性が重要だと考えられていて、菌を単に善玉と悪玉には分けられない**ってことが、わかってきたんだぁ。

腸内環境はバランスを保つことが大事だから、おいしいものを食べて、しっかりぼくを増やしてね♪

豆知識 体に摂り入れた乳酸菌の多くは胃酸で死んでしまうが、死んだ乳酸菌でも腸内環境の改善には効果がある。

乳酸菌
糖質の中のブドウ糖・オリゴ糖や、食物繊維は乳酸菌のエサとなる
糖質
食物繊維

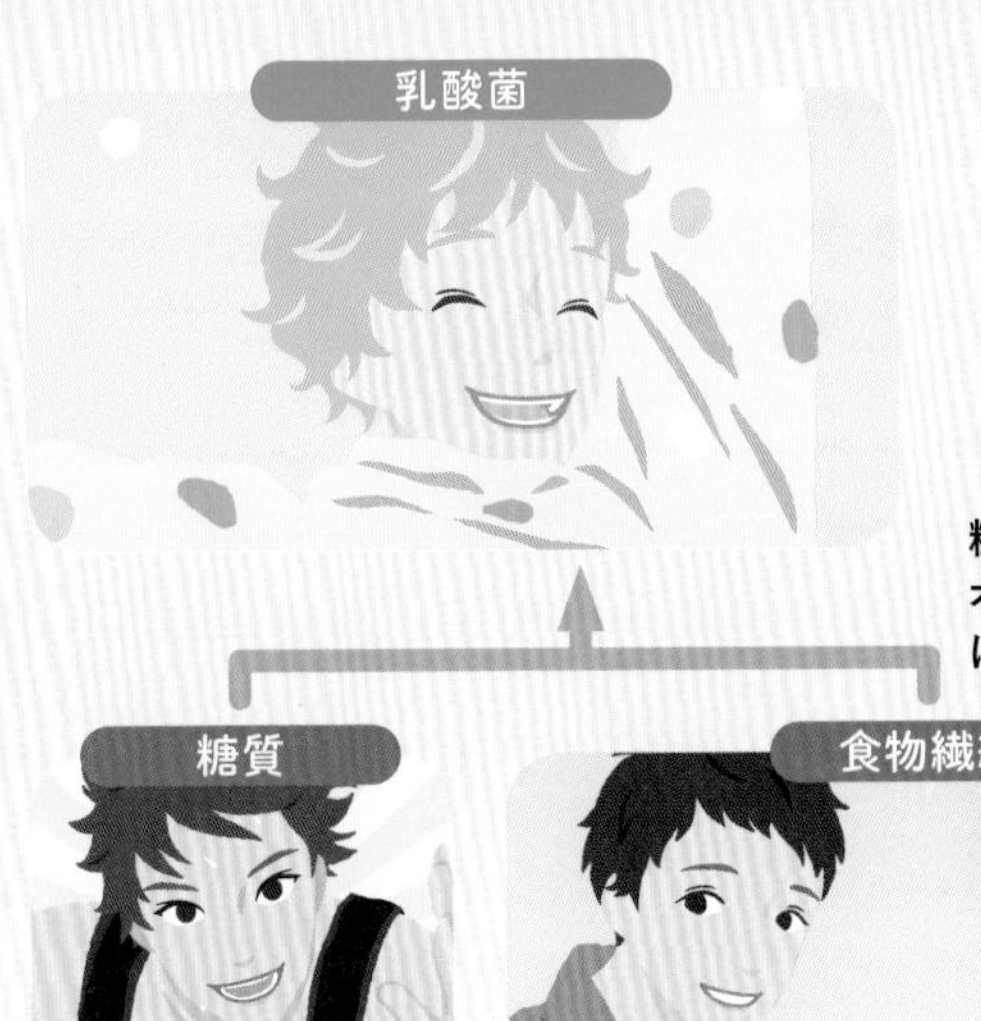

支配人くん直伝!

上手な摂り方

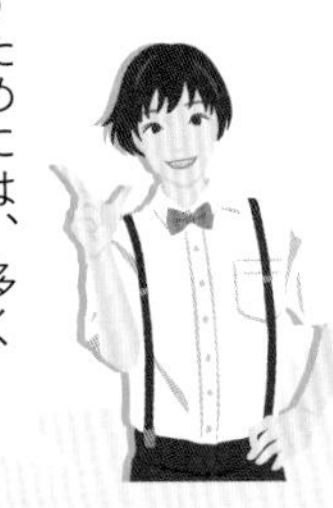

体内の乳酸菌の数を増やすためには、多く含まれる食材を食べるほかに、乳酸菌のエサになる食材を摂ることも必要だよ! 乳酸菌は、糖質の中のオリゴ糖やブドウ糖のほか、食物繊維を食べて増えるんだ。

オリゴ糖がたくさん含まれる食べものといえば大豆。ほかにもバナナや牛乳、ごぼう、たまねぎ、アスパラガスに含まれているよ。これらの食材を、乳酸菌を多く含む発酵食品と一緒に食べると効果的だよ!

乳酸菌は一度にたくさん摂るより、毎日少しずつ摂るほうが、腸内フローラのバランスがよくなるんだよ。覚えておいてね!

機能性成分といえば

ポリフェノール

Polyphenol

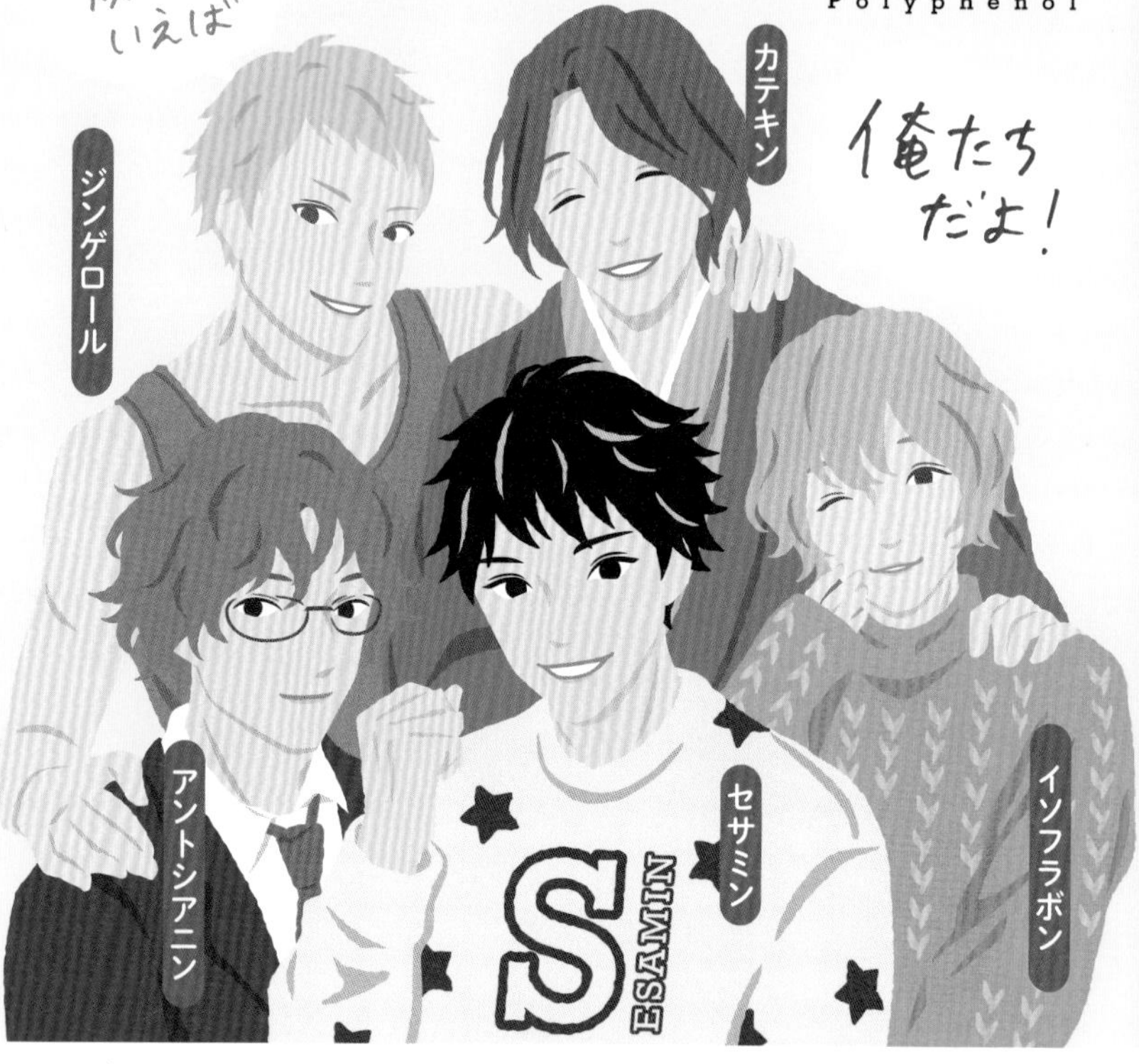

俺たちだよ！

カテキン

ジンゲロール

アントシアニン

セサミン

イソフラボン

- 植物に含まれる色素、苦み、辛味などの成分
- 共通して、老化を予防する抗酸化作用をもつ
- いずれも抗酸化作用以外の効果ももっている

多く含んでいる食材

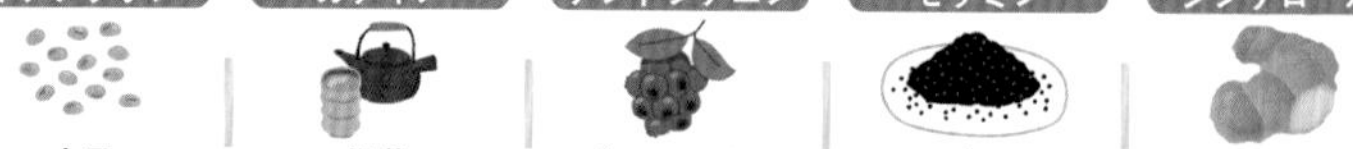

イソフラボン	カテキン	アントシアニン	セサミン	ジンゲロール
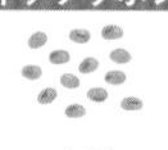	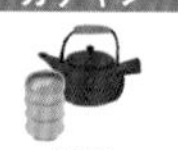	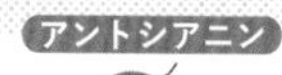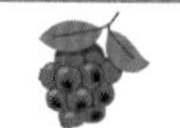	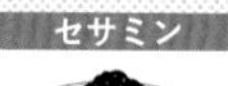	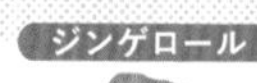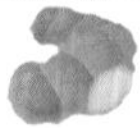
大豆	緑茶	ブルーベリー	ごま	しょうが

どんな栄養素？

植物の葉や茎などに含まれる色素、苦み、渋みなどの成分

俺たち、ポリフェノールです！　健康系のテレビや雑誌に最近よく登場してるから、一度は耳にしたことがあるんじゃないかな!?　俺たちはポリフェノールってグループに属する機能性成分なんだ。機能性成分の業界では外せない存在だよっ！

そもそも、ポリフェノールっていうのは、植物の光合成によってできる物質で、**葉や茎のほか、樹皮や果皮なんかに含まれてるんだ。植物の色素、苦み、渋みなどの成分**で、その種類は5000種以上もあるといわれているんだよっ！　俺たちはその中でもとくに有名なんだ♪

抗酸化作用にプラスαの効果をもつ　その1

俺たちに**共通している効果は、老化物質である活性酸素の働きを抑えて、体がサビるのを防ぐ抗酸化作用をもつこと！**　だれだっていつまでも若々しく、イキイキとしていたいじゃん♪　俺たちはそれをお手伝いしますっ！

ほかにも、俺たちはプラスα効果をもってるんだ。例えば、**大豆に含まれるイソフラボンは、女性ホルモンに似てる**から、**更年期障害による頭痛や不安などの症状を緩和させたり、骨密度の低下を改善して、骨粗しょう症を予防したりできるよ♪**

豆知識　タンパク質が豊富に含まれている大豆は、日本では「畑の肉」と呼ばれているが、アメリカでは「大地の黄金」と呼ばれている。

抗酸化作用にプラスαの効果をもつ　その2

カテキンは、緑茶などの茶葉に**含まれる渋みの主成分。血液中のコレステロールを減らしたり、脂質を燃焼させたりする**から、体脂肪が気になる人にはぴったり♪　殺菌作用で食中毒を予防したり、虫歯菌の増殖を抑えて虫歯予防したりもするよ。

アントシアニンは、ブルーベリーなどに含まれる紫色の色素。人間の網膜の中にあるロドプシンという成分をつくり直すことを促して、**視力を回復させる**んだ！

セサミンはごまに含まれていて、アルコールを分解して肝臓を守るほか、血液中のコレステロールを減らすなどの効果もあるよ♪

抗酸化作用にプラスαの効果をもつ　その3

ジンゲロールは、しょうがに含まれる辛味成分。胃液が出るのを促して、食欲を増進させるんだよ！　それに、血行をよくして、体をあたためたり頭痛をやわらげたりすることもできるんだ。

こんなふうに、俺たちは全員いろいろな効果をもっているんだ♪　だけど、俺たちみんな、植物にしか含まれていないから、お肉やお魚だけじゃなくて、野菜やくだもの、お茶にごま……好き嫌いせず、たくさん摂ってほしいな！

豆知識　お茶をいれるとき高温で入れるほうが、カテキンをより多く抽出できる。

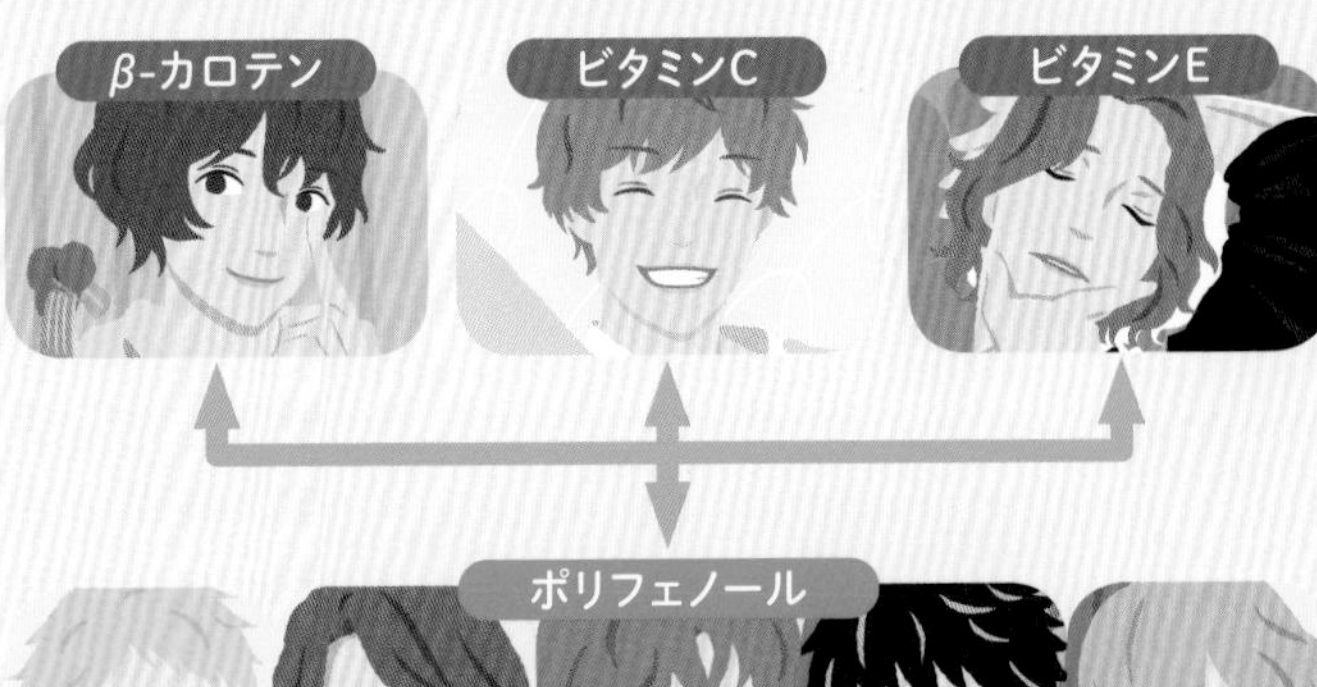

β - カロテン、ビタミン C、ビタミン E など、抗酸化作用があるものと一緒になると効果が増す

支配人くん直伝!

上手な摂り方

ポリフェノールは水に溶けやすく、体に吸収されやすいんだ。だから、食べてから30分もすれば、抗酸化作用などその力を発揮しはじめるよ! でも、体内にはほとんど蓄えられないから、すぐに尿として体の外に出ていくんだ。時間にして2~3時間しか効果が続かないから、いっぺんに摂らず、毎食少しずつ摂り入れるのがおすすめだよ!

イソフラボンは大豆や大豆製品、カテキンは緑茶や紅茶、アントシアニンは、ブルーベリーやぶどう、プルーン、なす、セサミンは黒ごまや白ごま、金ごま、ジンゲロールはしょうがに多く含まれているよ♪

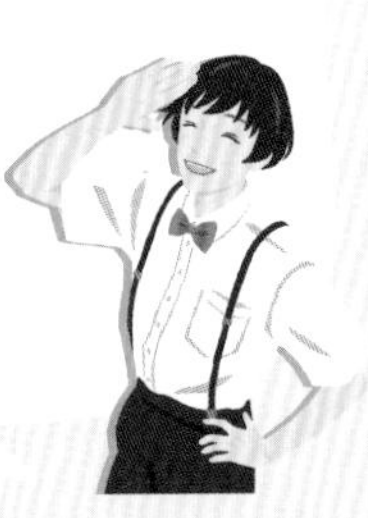

カロテノイド

Carotenoid

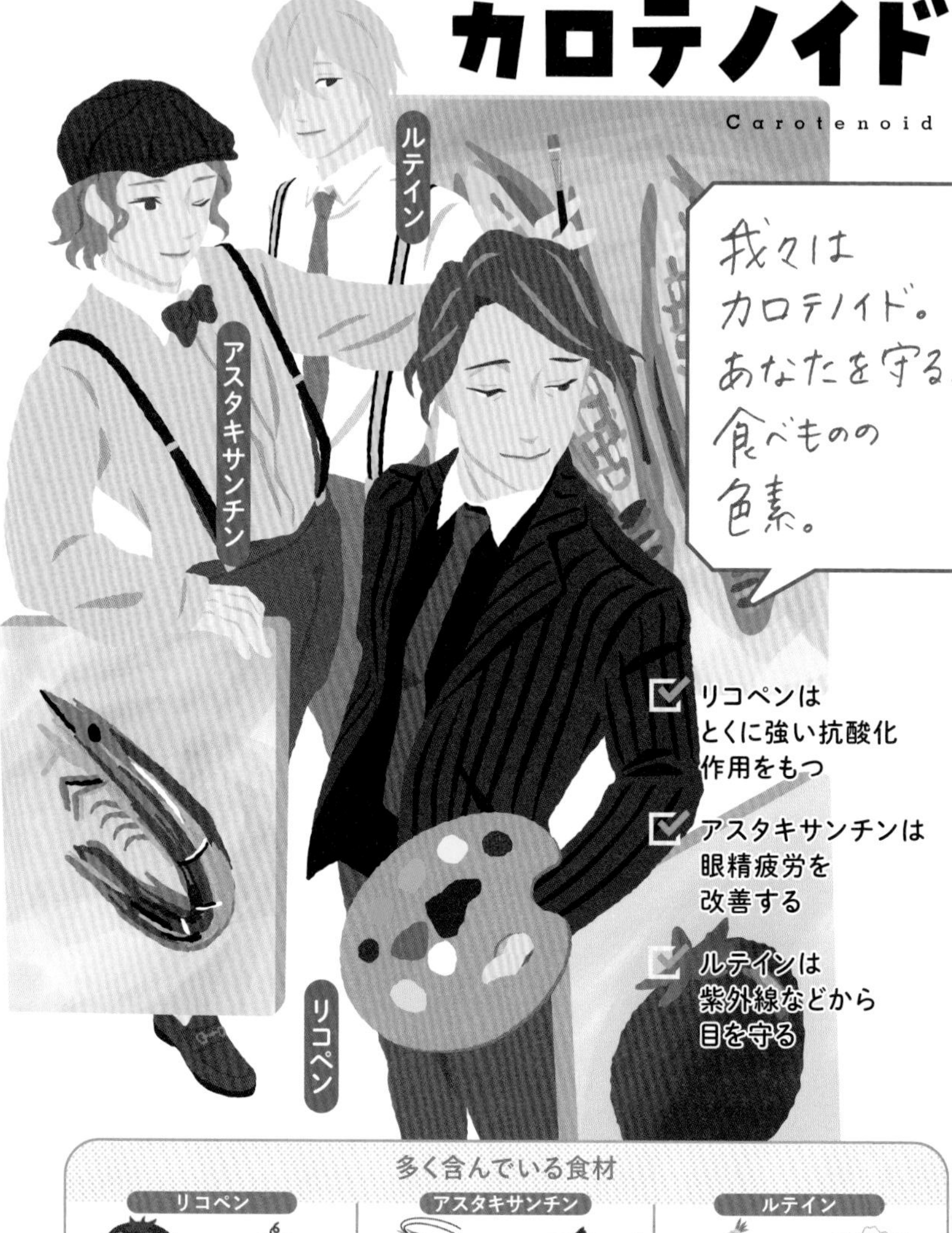

- リコペンは
とくに強い抗酸化
作用をもつ
- アスタキサンチンは
眼精疲労を
改善する
- ルテインは
紫外線などから
目を守る

多く含んでいる食材

リコペン		アスタキサンチン		ルテイン	
トマト	スイカ	エビ	サケ	トウモロコシ	卵黄

どんな栄養素？

抗酸化作用をもつ赤色や黄色の色素

赤色、黄色……。ああ、鮮やかな色がなんと美しい！　はじめまして、我々はカロテノイドというグループに所属しております色素成分です。**植物性食品だけではなく、動物性食品にも含まれて**おります。

我々は、自然の中に700種ほどおりますが、リコペン、アスタキサンチン、ルテインは、その中でもとくに有名です。どうです、鮮やかな色でしょう？　芸術家みたいな機能性成分とでも、覚えていただけると幸いに存じます。

我々の魅力は、ただカラフルなだけじゃありません。**強い抗酸化作用をもっているのです**。そのため、活性酸素による酸化を防ぎ、老化を予防できるのですよ。

とくに強い抗酸化作用をもつリコペン

リコペンは、トマトやスイカなどに含まれる真っ赤な色素です。赤ければ赤いほど、たくさん含まれていますよ。**トマトに含まれるリコペンは、抗酸化作用がとくに強くて**、β-カロテンの2倍以上、ビタミンEの100倍以上も強いといわれています。それに、炎症を抑える力もあるので、ニキビなどの皮膚炎にも効果があるのですよ。ちなみに、**リコピンという別名も**もっています。

豆知識　サケの身が赤いのはアスタキサンチンを多く含むオキアミを食べ、筋肉に蓄えているため。本来は白身魚。

どんな栄養素？

脳や目の奥まで行き届く アスタキサンチン

アスタキサンチンは、エビやサケに含まれる赤い色素です。脳や目などの細部にまで入り込むことができるため、それらの**奥のほうまでしっかり行き届き、脳や目の健康を保つ**ことができます。

また、ＬＤＬ（悪玉コレステロール）が酸化するのを防ぐことで、動脈硬化などの生活習慣病を予防しております。

怖い病気から 目を守るルテイン

ルテインは、トウモロコシや卵黄に含まれる黄色の色素です。とくに目の病気の予防で活躍しております。

網膜の中心にある黄色い部分を黄斑といい、ここは視力を得るうえでとても重要な場所。黄斑に障害が出ると、著しく視力は落ち、最悪の場合、失明してしまうこともあります。**ルテインは、この黄斑を太陽の紫外線などから守っている**のですよ。また、歳をとるとかかりやすい、白内障や加齢性黄斑変性という病気を予防する効果もあるのです。

じつは、体の中でビタミンＡに変化する**β－カロテンと我々カロテノイドは仲間**なんです。β－カロテンは植物に含まれる黄色の色素で、にんじんやほうれん草、かぼちゃに多く含まれていますね。

豆知識 ゆでる前のエビは、アスタキサンチンがタンパク質と結びついているため青緑色をしているが、ゆでると分離して赤色になる。

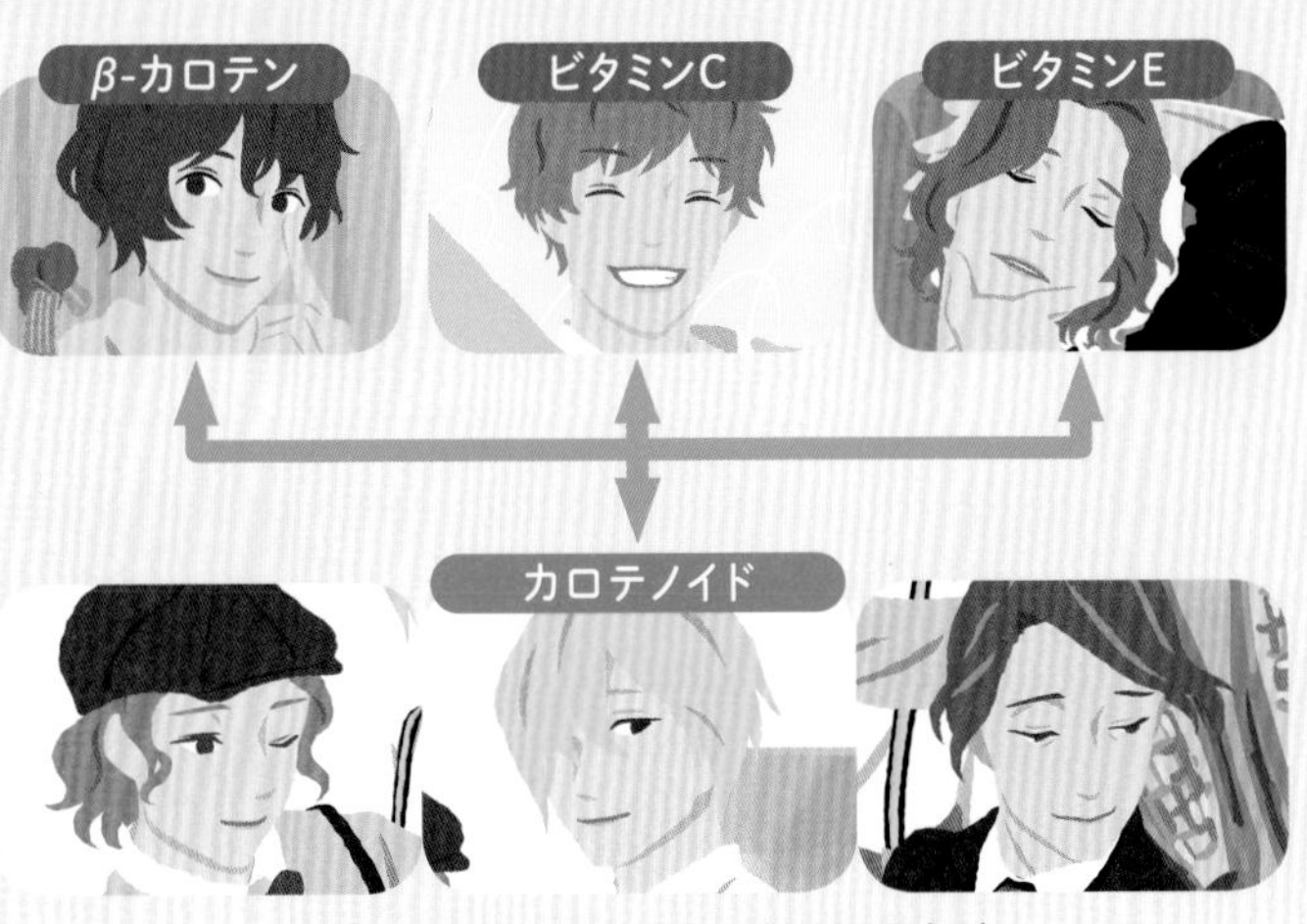

β - カロテン、ビタミン C、ビタミン E など、抗酸化作用があるものと一緒になると効果が増す

支配人くん直伝！

上手な摂り方

カロテノイドは水に溶けにくく、油に溶けやすい脂溶性だよ。だから、油と一緒に摂ると、吸収率が高まるんだ。

リコペンは熱にも強いから、加熱調理しても失われないよ。それどころか、加熱することで、より吸収されやすくなるんだ。トマトは熱を通すことでかさが減って、水分が飛んでうまみが増すから、オリーブオイルでトマトを炒めたイタリア料理は、すっごく合理的なレシピなんだ♪

カロテノイドは複数の種類をあわせて摂ると相乗効果があるから、組み合わせて食べるのがベストだよ！

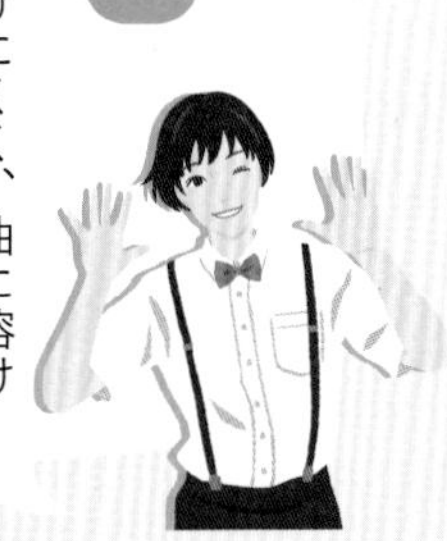

強力な抗酸化作用をもつ！

硫黄化合物

Sulfur compounds

アリシン

イソチオシアネート

俺たちがお前に力をやろう

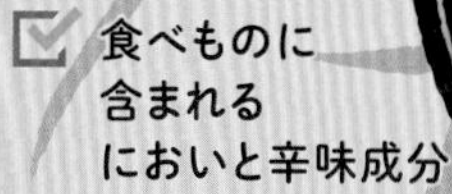

食べものに含まれるにおいと辛味成分

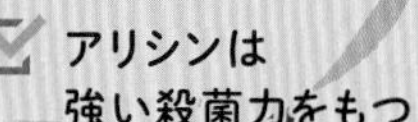

アリシンは強い殺菌力をもつ

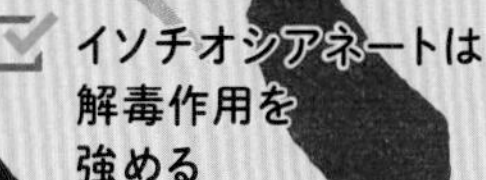

イソチオシアネートは解毒作用を強める

多く含んでいる食材

アリシン

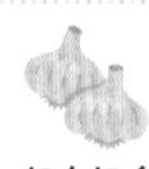

にんにく

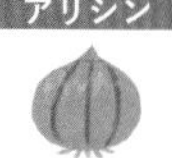

たまねぎ

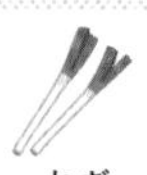

ねぎ

イソチオシアネート

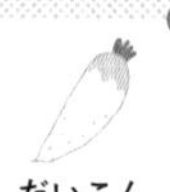

だいこん

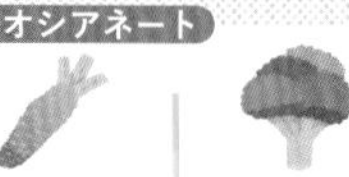

わさび

ブロッコリー

どんな栄養素？

においと辛味の成分！
硫黄化合物

俺たちは食べものに含まれる強いにおい成分とハードな辛味成分。**アリシンはにんにくのにおい、イソチオシアネートはだいこんの辛味**の成分だ。両方とも、ミネラルの１つである**硫黄が含まれていることから「硫黄化合物」**と呼ばれている。

硫黄化合物には、ほかにもいろいろな種類があるんだが、とくに有名なのが俺たち。覚えておいて損はないはずだ。

「においや辛味はちょっと遠慮したい」だと？　そんなことというヤツらも、俺たちの力を知れば、考えが変わるはずだ。

強い抗酸化作用と殺菌作用で
老化や食中毒を防ぐ

俺たち硫黄化合物は、みんな強い抗酸化作用をもっている。この屈強な体で活性酸素を抑え込み老化を予防し、動脈硬化などの生活習慣病から体を守るんだ。

また、**殺菌作用をもつことも特徴の１つ。強い殺菌力で食中毒を防ぐ**こともできるから、にんにくやだいこんは薬味なんかに使われることも多いのだ。さぁ、体に害なすものどもよ……、どこからでもかかってこい！

俺たちが含まれる食べものを避けてたヤツらも、この話を聞いて、すぐに食べたくなってきただろうな。

豆知識　アリシンはビタミンB_1の疲労回復効果をサポートするため、古代エジプトでピラミッドをつくる労働者も、にんにくを食べていた。

どんな栄養素?

強い殺菌力で病気を予防し、疲労回復にも役立つアリシン

アリシンは、にんにくなどのにおいの成分だ。だが、じつはもともと食べものに含まれているわけではない。にんにくに含まれるアリインという無臭の成分が、にんにくが刻まれたときに変化して誕生するのだ。ふしぎだろ?

こいつの**殺菌力は並みではない**。にんにくは昔、風邪薬に使われたこともあるくらいだからな。

おまけに**アリシンは、ビタミンB_1の疲労回復効果をサポート**して持続させることもできる。これが、「にんにく料理はスタミナがつく」「疲労に効く」といわれている所以だ。

解毒作用を強めるイソチオシアネート

イソチオシアネートもアリシンと同じように、もともとだいこんに含まれているわけではない。だいこんの細胞が壊れたときにできる成分だ。ゆえに、だいこんはすりおろしたときのほうが辛い。

イソチオシアネートは、辛味で胃腸を刺激して食欲増進させる力がある。それだけではなく、**免疫力を上げる働きもある。**おまけに、人間の細胞がもつ解毒作用を強める力があるから、**がんを抑えることでも期待**されているんだ。

豆知識　だいこんに含まれるイソチオシアネートをつくる成分は、根の先端に近づくほど量が多いため、だいこんは根のほうが辛い。

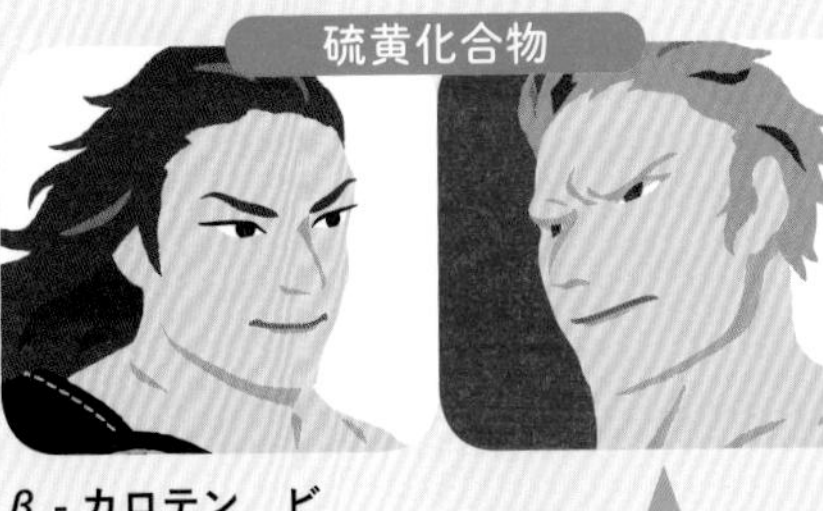

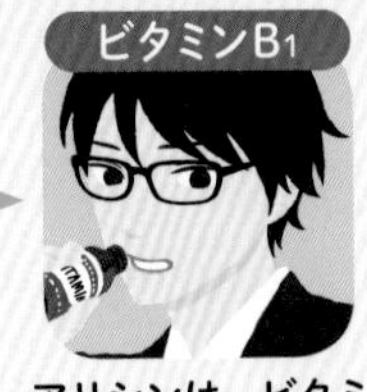

アリシンは、ビタミン B_1 の疲労回復効果をサポートする

β - カロテン、ビタミン C、ビタミン E など、抗酸化作用があるものと一緒になると効果が増す

β-カロテン

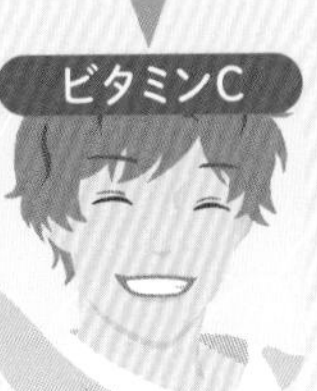

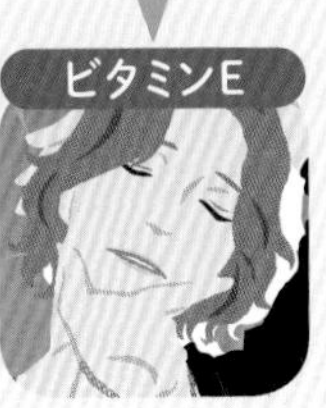

支配人くん直伝！

上手な摂り方

刻んだときに生まれるアリシンを摂るためには、にんにくはすりおろしたり、刻んだりして食べること！　生が1番効果的だけど、効果がありすぎて胃痛や下痢をおこしちゃうこともあるから、熱を通すほうが安心だよ。

反対に、イソチオシアネートは熱にとっても弱いから、ぜひ生で食べてみて。イソチオシアネートは細胞が壊れるときにできるから、だいこんおろしがベスト！　ちなみにイソチオシアネートをつくる成分は、若いだいこんほど多く含まれているんだ。

においや辛味はちょっと苦手だなーっていう人も、レッツトライだよ♪

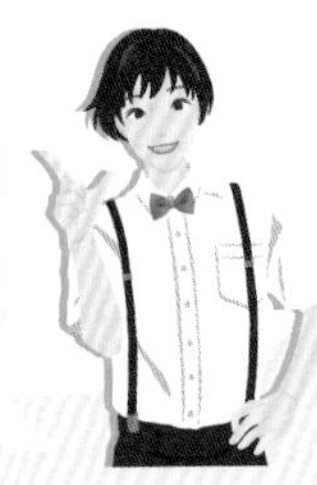

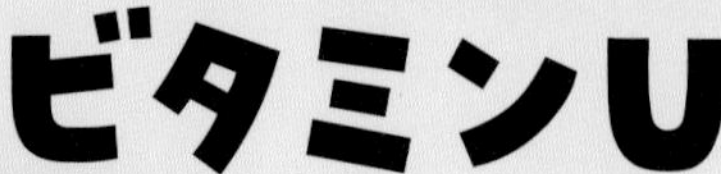

ビタミンU

Vitamin U

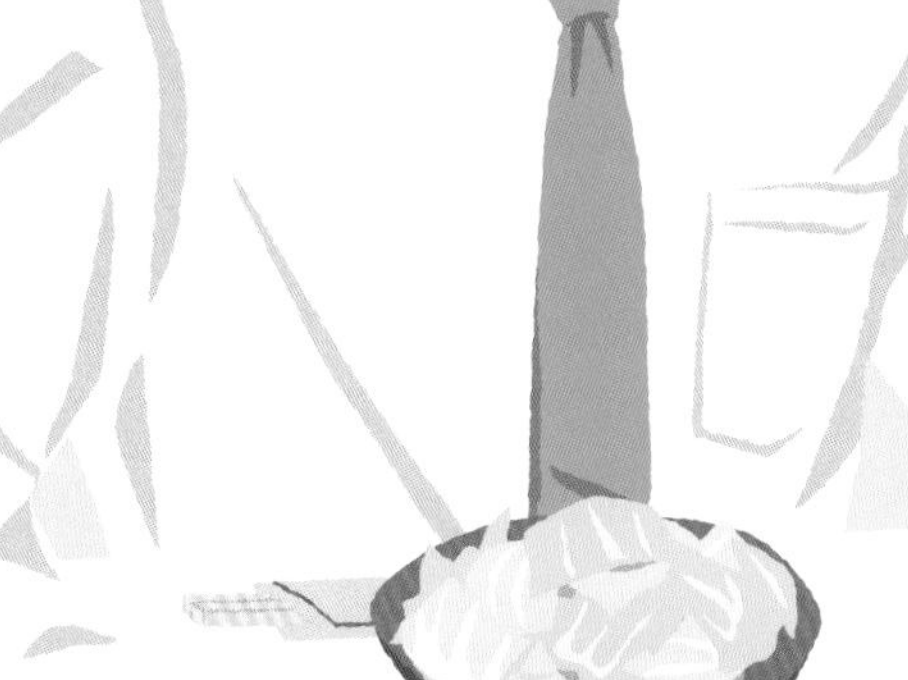

- ビタミンに似たビタミン様物質
- 胃の粘膜の代謝を促し、胃潰瘍を予防
- 肝臓の代謝を促し、脂肪肝を予防

多く含んでいる食材

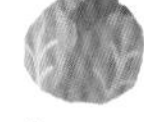
キャベツ

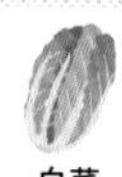
白菜

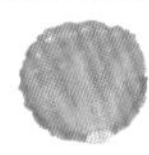
レタス

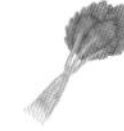
セロリ

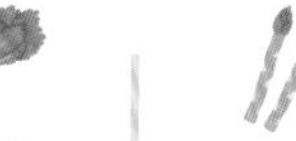
アスパラガス

どんな栄養素？

ビタミンのように働く ビタミン様物質

今日も1日お疲れさまです！　あっ、どうも、僕はビタミンUといって、胃腸を元気にする成分です！　あっ、「そんな名前のビタミンあったっけ？」って顔してますねぇ。そう、僕はビタミンを名乗ってるけど、じつはビタミンじゃないんです。**体の新陳代謝をサポートするなど、ビタミンみたいな働きをするから、「ビタミン様物質」って呼ばれている**んですよね。

ちなみに、僕はキャベツのしぼり汁から発見されたから、「キャベジン」っていう別名もあるんです。名前のつけ方、単純かよってね！　ははは！

胃腸の粘膜の代謝を活発にして 胃潰瘍を予防する

僕は、**タンパク質が胃の粘膜になるのを助ける働き**があるんです。それに、**胃酸が出るのを抑える効果**もあるんですよ！　だから、胃の粘膜を治したり、胃潰瘍や十二指腸潰瘍の予防をしたりすることができるんです。たくさんの胃腸薬に配合されているんで、そこで僕の名前を見たことある人もいるんじゃないですかねぇ。

ほかにも、僕は肝臓の代謝を促進させて、**肝臓に蓄えられた脂肪を減らす効果**もあるから脂肪肝の予防・改善でも役立ってるんですよ！

豆知識　ビタミンUは溶けやすく熱に弱いため、ビタミンUを含む食材は生のまま食べると効率がいい。

1 三大栄養素など　2 ビタミン　3 ミネラル　4 機能性成分

神経伝達をサポート！

栄養素男子 38

コリン

Choline

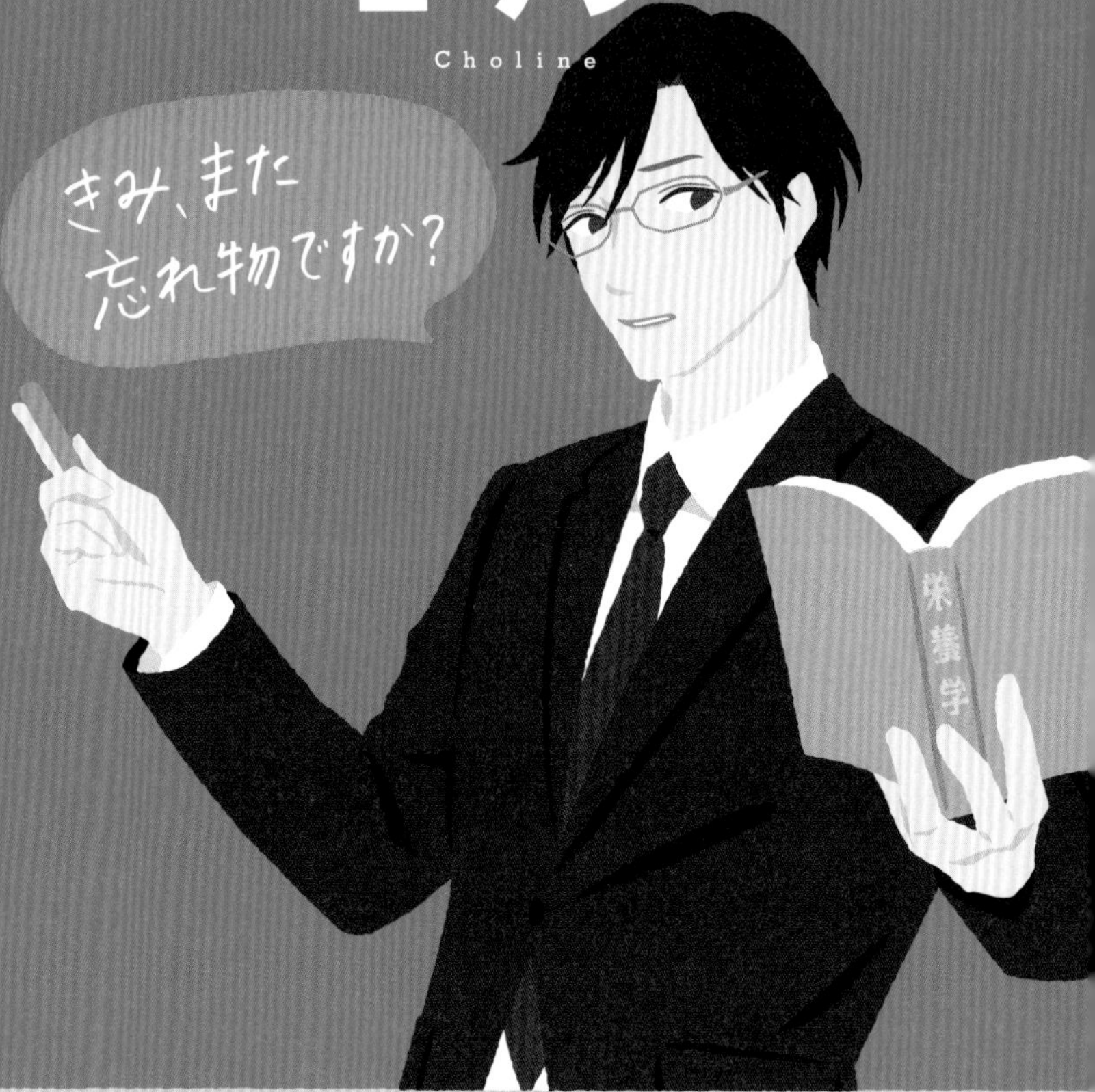

きみ、また
忘れ物ですか？

- 神経伝達物質になって、記憶力を保つ
- 血管を広げ、血圧を下げる
- コレステロールがたまるのを防ぐ

多く含んでいる食材

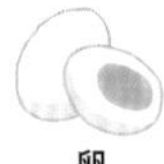
卵

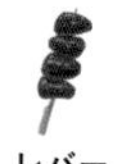
レバー

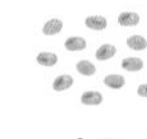
大豆

えんどう豆

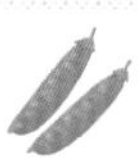

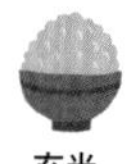
玄米

どんな栄養素？

神経伝達物質になって記憶力を高める

ちょっと、きみ。また忘れものですか？　まだお若いのに、記憶力が低下していませんか？　しかたありませんね……。私がサポートしましょうか。私は脳に効く機能性成分ですから。

私は、体内では少ししかつくられていないため、食品から摂る必要があります。私は体内に摂り入れられると、**アセチルコリンという神経伝達物質になります**。この物質は、記憶や学習などの機能を司る海馬という場所で働くため、**記憶力を維持したり高めたりする効果があるん**ですよ。私の不足は、認知症などと深い関係がある、なんていう話もあるみたいです。

アセチルコリンは、ほかにも**血管を広げて血圧を下げる**という重要な役目も担っていますよ。

コレステロールが血管や肝臓にたまるのを防ぐ

私は体内に入ると、**細胞膜の材料になるレシチンという物質にもなります**。このレシチンは、**コレステロールが血管や肝臓にたまるのを防ぐ働きがあります**ので、私には、動脈硬化や肝硬変などの生活習慣病を予防する効果もあるのですよ。

こんなふうに働く私も、ビタミンUと同じく、ビタミン様物質なんです。

豆知識	コリンが不足することはあまりないが、妊婦は必要量が多いため不足することがある。

コエンザイムQ10

Coenzyme Q10

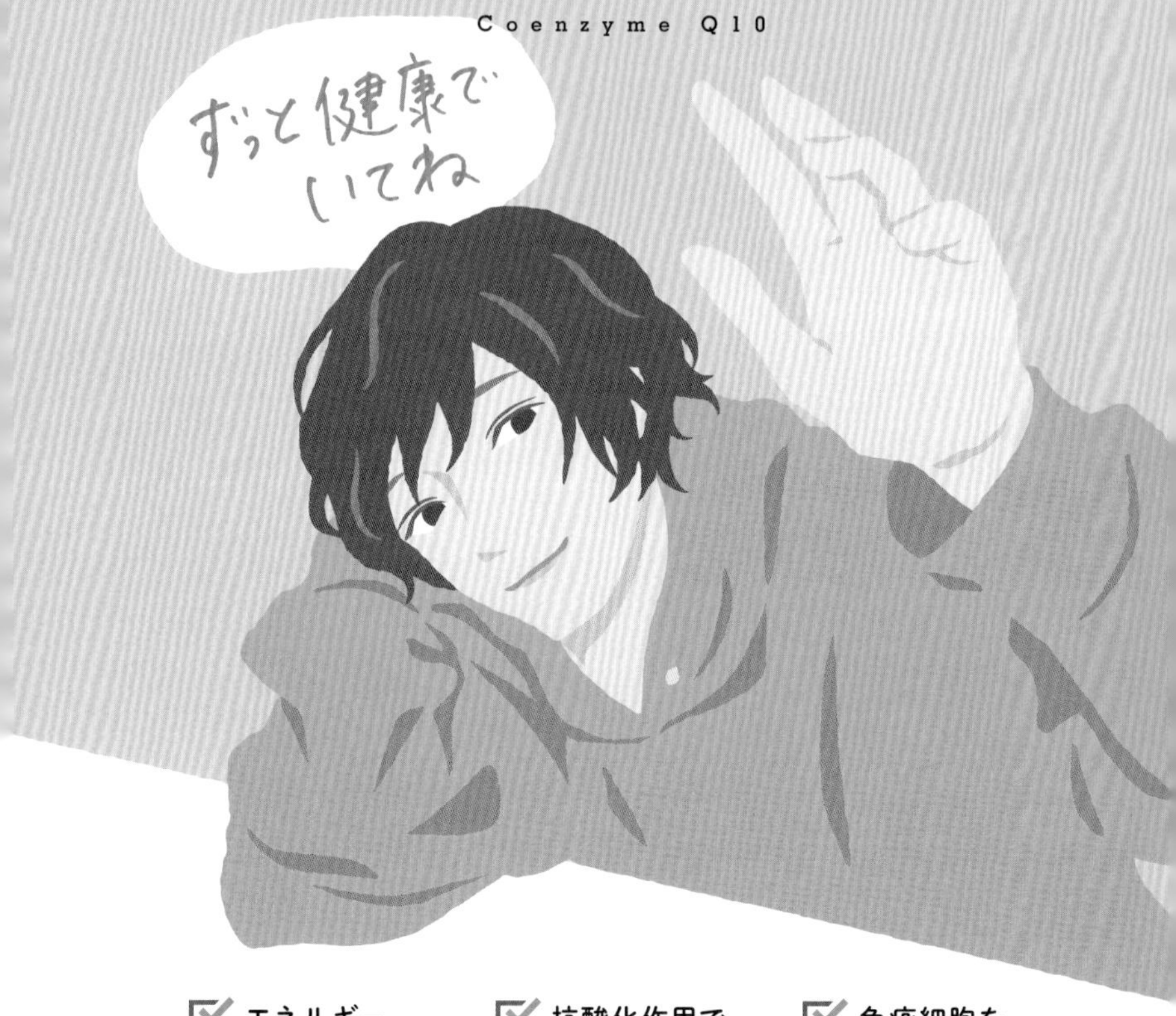

すっと健康でいてね

- エネルギーづくりを助け、疲労を防ぐ
- 抗酸化作用で老化を予防する
- 免疫細胞を活発にして病気を防ぐ

多く含んでいる食材

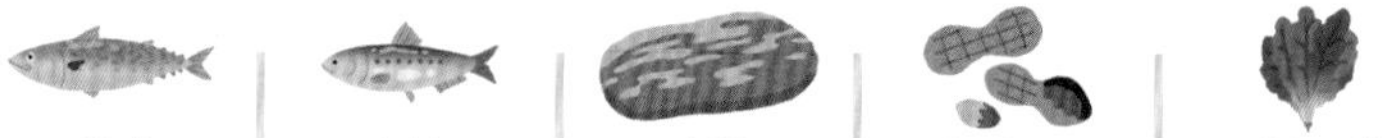

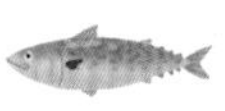
サバ

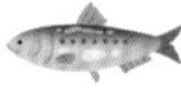
イワシ

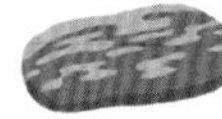
肉類

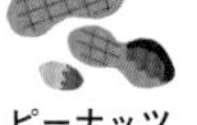
ピーナッツ

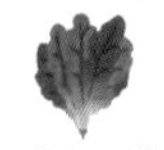
ほうれん草

どんな栄養素？

エネルギーづくりに関わり疲労を防ぐ

僕の名前はコエンザイムQ10。「ビタミンQ」や「ユビキノン」っていう別名で呼ぶ人もいるかな。別名が2つあるなんて、ちょっとややこしいよね……。ビタミンQっていう名前で気づいたかもしれないけど、僕はビタミン様物質の1つなんだ。

僕の働きで重要なのは、**細胞の活動に必要なエネルギーづくりを助ける**こと。**僕がいることで、糖質や脂質などの代謝が活発になる**からね♪　だから、たくさんのエネルギーを必要としている心臓の筋肉や骨格筋、肝臓、腎臓に多くいるんだ。

僕は、体内でつくられるから不足することは少ないんだけど、**歳を重ねたりかたよった食事を続けたりしていると、つくられる量が減って**きちゃうんだ。エネルギー代謝に関わる僕が減ると、疲れやすくなったり、だるくなったり、冷え性になったりするから気をつけてね。

抗酸化作用と免疫力の強化で健康を守る

僕は、**強い抗酸化作用や細胞の再生を促す力をもっている**から、老化を予防して、ハリやうるおいのある肌を保つことができるんだよ。それに、**免疫細胞を元気にして、風邪を予防する**ことでも役立てるんだ。きみにはずっと健康でいてほしいな♪

豆知識　コエンザイムQ10は、エネルギー産出や抗酸化作用などさまざまな効力があるため、医薬品や化粧品などで幅広く使われる。

まだまだたくさん! 機能性成分

ここまで登場した機能性成分たち、どうだった? なかなか個性的でしょ? でも、彼らはほんの一部だよ! ここでは、ボクがその他の機能性成分をさら一っと解説してあげるからね!

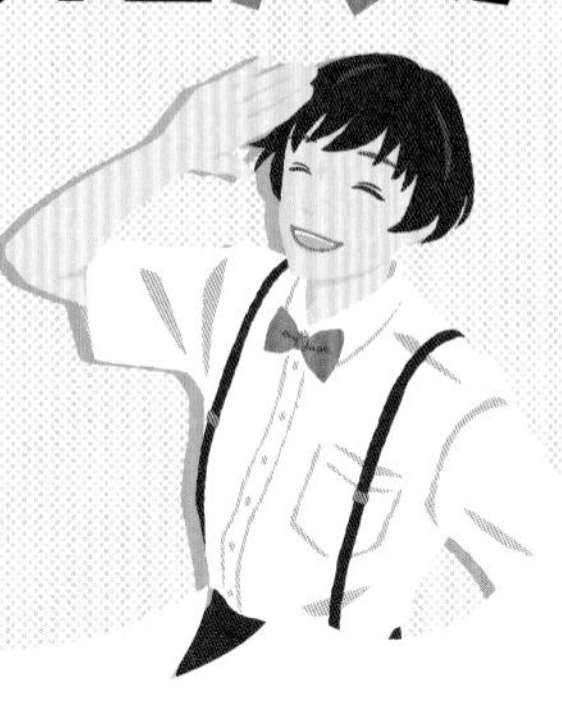

GABA(ギャバ)(γ-アミノ酪酸(ガンマアミノらくさん))

精神を安定させる癒しの機能性成分!

GABAは「γ-アミノ酪酸」とも呼ばれるアミノ酸の一種。発芽玄米やいも類、野菜やくだものに含まれているよ。体内では脳などの神経伝達物質になって、神経の興奮を抑える働きがあるから、ストレスを減らすことができるんだ!

GABAは体内でもつくられるし、けっこういろんな食べものに含まれているから、不足することはあんまりないけど、ストレスを感じやすい人は積極的に摂ってみて!

オルニチン

肝臓の機能を健康に保つ!

シジミにたくさん含まれているオルニチンは、肝臓にとてもいい成分なんだ♪

体内でつくられる老廃物であるアンモニアが増えると疲労感が増してしまうんだけど、オルニチンはアンモニアを肝臓で解毒して尿素に変えることに関わっているんだよ。

さらに! オルニチンは、肝臓にたまった脂肪を分解する作用にも関わっているから、肝機能を健康に保つために役立つんだ。

タウリン

肝機能のアップや高血圧を防ぐ！

タウリンは肝臓や筋肉、脳など体中に存在して、人体でもつくられているよ。でも、そこまで多くつくられないから、食べもので摂るのも重要なんだ。イカ、タコ、貝類に多く含まれているよ。

役割はいろいろあって、肝臓ではアルコールの分解を助けたり、有害物質から守ったりするし、心臓では筋肉を動かすサポートをしているよ！　血圧の上昇を防ぐ役割もあるし、赤ちゃんは目や脳の発達に必要なんだ。

カゼイン

栄養価が高い牛乳のタンパク質！

牛乳に含まれるタンパク質の一種であるカゼイン。なんと牛乳のタンパク質のうち80%がカゼインなんだよ！　チーズなどの乳製品にもたくさん含まれているよ。

カゼインには、免疫力を上げる効果があるほか、カルシウムの吸収を高める働きもあるんだ。栄養価が高いから栄養補助剤としても売られているけど、牛乳アレルギーの人は栄養補助剤でもアレルギーをおこすことがあるから、注意しなきゃね！

ラクトフェリン

赤ちゃんを病気から守る母乳の成分！

ラクトフェリンは母乳にたくさん含まれている成分で、強力な抗菌作用があるよ。だから、赤ちゃんをさまざまな病気から守ってくれるんだ。もちろん、おとなの免疫力も上げることができるし、鉄の吸収を調整してくれるから、貧血気味の人にも役立つよ♪

乳製品に含まれているけど、熱に弱くて量が少ないから、サプリメントで摂ることもできるよ。でも、摂りすぎると、おなかがゆるくなるから気をつけて！

コラーゲン

目、骨、肌の健康を保つタンパク質！

コラーゲンはタンパク質の一種。体内のタンパク質の約30％を占めていて、軟骨や皮膚、腱、目なんかに多く含まれているんだ。

加齢とともに減ってしまうから、体内でつくるためには食事が重要になってくるよ。コラーゲンを体内でつくるには、タンパク質のほかに、ビタミンCが必要なんだ。しっかりコラーゲンをつくり出せれば、目の疲労を防げるし、骨粗しょう症も防げる。美しい肌も手に入れられるかも!?

β（ベータ）-グルカン

免疫力を上げるきのこの食物繊維！

きのこに多く含まれる食物繊維の一種。それが、β-グルカンだよ。１番の特徴は、ウイルスや細菌などの病原体から体を守る免疫細胞を活発にすること！　免疫細胞を刺激して、免疫力をアップさせることができるんだ。しかも、がん細胞が増えるのを抑える働きも期待されているみたい♪

ほかにも、糖質や脂質が体に吸収されるのをゆるやかにする作用や、コレステロールを下げる作用もあるよ。

キトサン

コレステロールをぐんぐん減らす！

キトサンは天然には少ないけれど、キチンというエビやカニ、貝類、きのこなどに含まれる成分から、つくり出すことができるんだ。

腸の中に入るとゲル状になるキトサンは、水溶性食物繊維と同じく、腸にあるゴミを取り除いてくれるよ。さらに、胃酸と一緒になると、コレステロールと混ざりやすくなるから、コレステロールも一緒に体の外へ出してくれるんだ。血液中のコレステロールを下げる働きもあるよ！

グルコサミン

加齢とともにすり減る軟骨を修復する！

グルコサミンは体の中でつくることができて、骨と骨をつなぐ軟骨に多く含まれているよ。この軟骨のおかげで、関節はスムーズに動かせるんだけど、歳をとると、グルコサミンをつくる量が減って、軟骨もすり減ってしまうんだ。だから、高齢の人は関節痛に悩まされているんだよね……。

軟骨を修復するためには、食べものからグルコサミンを摂る必要があるよ。鶏などの皮や軟骨、エビやカニの殻など、食べてみて！

フコイダン

いいことづくしの海藻のぬめり成分！

こんぶやわかめ、もずくって、ぬるぬるしてるでしょ？　あのぬめり成分がフコイダンだよ！

フコイダンには血液をサラサラにする作用があって、血液がつまるのを抑えてくれるんだ。あと、がん細胞を死滅させる作用があるから、がん治療でも注目されているよ。

さらに、胃潰瘍や胃がんの原因になるピロリ菌が、胃の壁に付着するのを防ぐ作用や、コレステロールや血圧を下げる作用もあるんだ！

カプサイシン

食欲を増進させる辛味成分！

カプサイシンは、トウガラシに含まれる辛味成分。キムチや豆板醤、カレー粉にも含まれているよ。これらを使った辛い料理は、食べていると食欲がわいてくるよね？　それがカプサイシンの力なんだ！　胃腸の粘膜を刺激して消化酵素を分泌させるから、消化・吸収の手助けをすることができるし、殺菌作用もあるよ。

ただし、カプサイシンを摂りすぎると、胃腸の粘膜を傷めることになるから注意だよ！

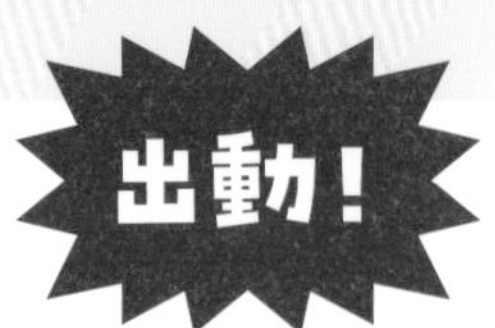

栄養素男子!!

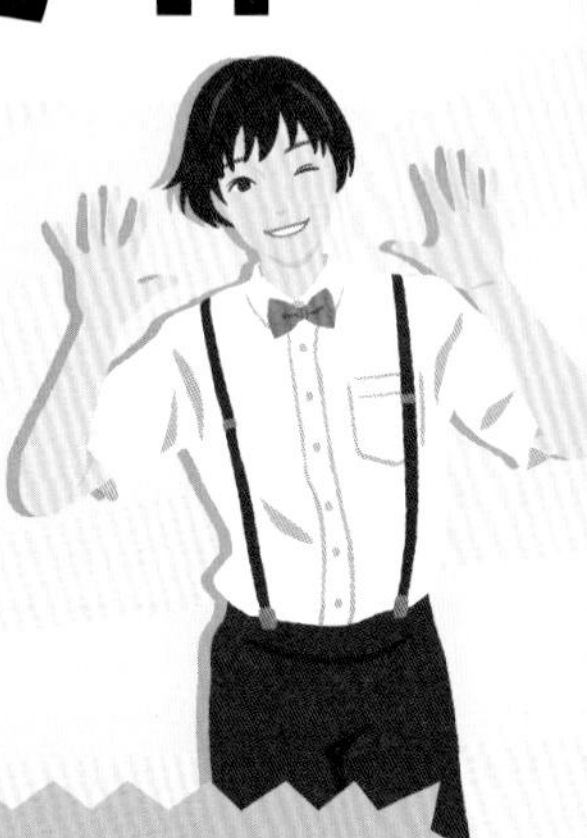

「肌がボロボロ……」とか、「なんだか疲れたー」とか、体の調子がイマイチなときって、だれにでもあるよね。そんなときに役立つ栄養素男子を、ここであらためて教えてあげるね！　おすすめの料理も紹介するから、ぜひつくってみて♪　ではでは、栄養素男子、出動だー!!

肌が荒れちゃった！

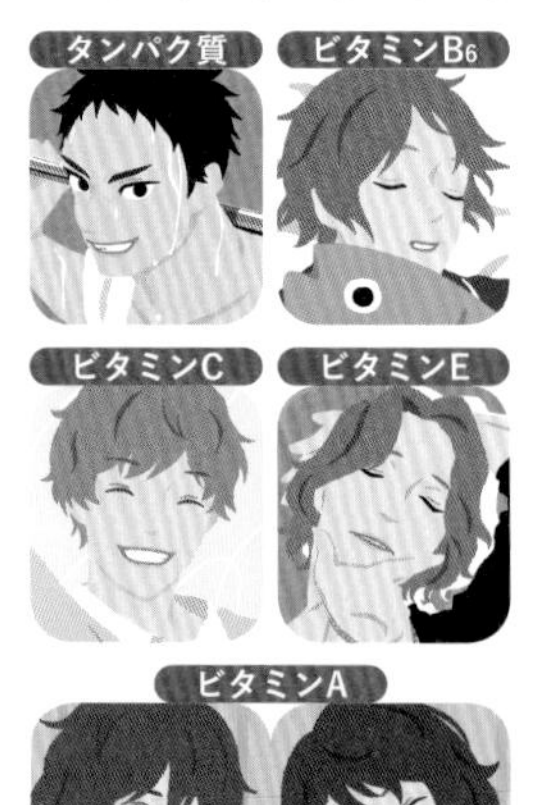

「わー！　肌カッサカサ！」そんなときは、まず皮膚の材料になるタンパク質をしっかり摂ってみて！　そして、タンパク質が体の材料になるのを助けるビタミンB_6などのB群も忘れずにね。肌をなめらかにするコラーゲンづくりで欠かせないビタミンCや、皮膚の新陳代謝で活躍するビタミンA、シワを防ぐビタミンEも意識して摂るといいよ♪

おすすめ料理

カツオの刺身／
豚肉のソテー（つけ合わせににんじんやパプリカ）

なんだか最近老けたかも？

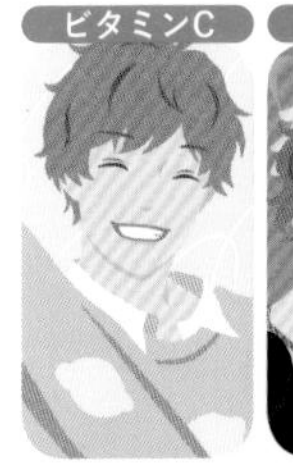

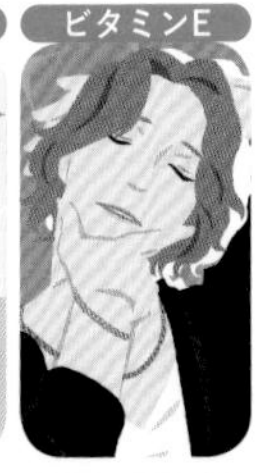

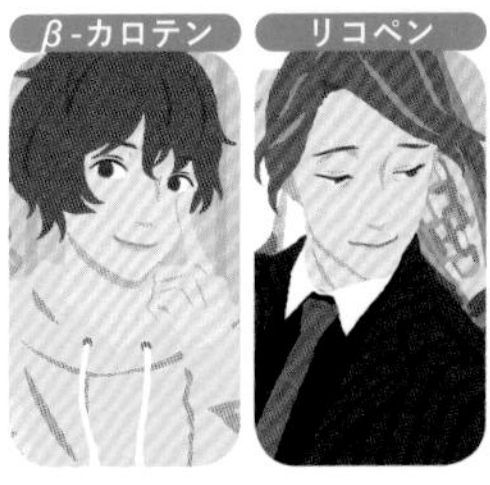

「最近ちょっと老けたんじゃない？」なんて、いわれたくないよね。そんな心配をしないためにも、抗酸化作用をもつ栄養素をちゃーんと摂ろう！　例えば、ビタミンCやビタミンE、β-カロテン、リコペンとかね。これらのビタミンや機能性成分を組み合わせて食べると、より効果的！老化防止は見た目だけじゃなくて、健康にも重要だからね！

おすすめ料理

ラタトゥイユ／トマトとアボカドのマリネ

便秘がつらい…

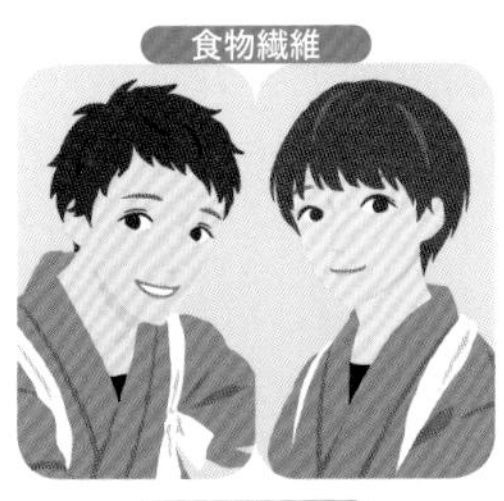

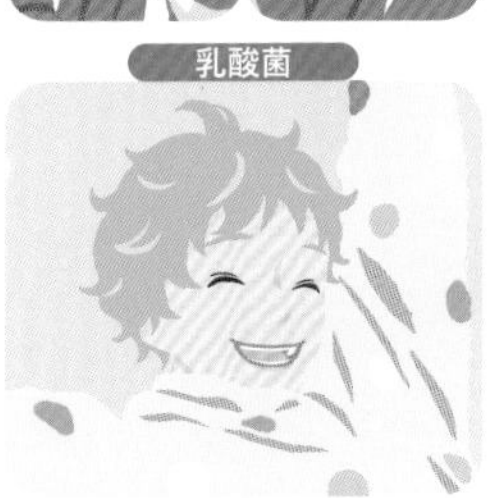

便秘って、一言でいってもいろいろあるけど、食べものと関係していることが多いんだよ。そんなときは、腸でふくらんで刺激して便意をおこす不溶性食物繊維や、ゲル状になって腸内のゴミをツルっと外に出す水溶性食物繊維をしっかり摂るようにしてみて！　腸内環境を整える乳酸菌も役立つよ。あとは、水をしっかり飲むこと！

おすすめ料理

いもやきのこ、海藻を入れたみそ汁／キムチ

はぁー、だるい…

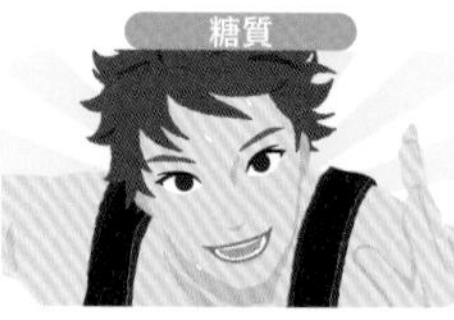

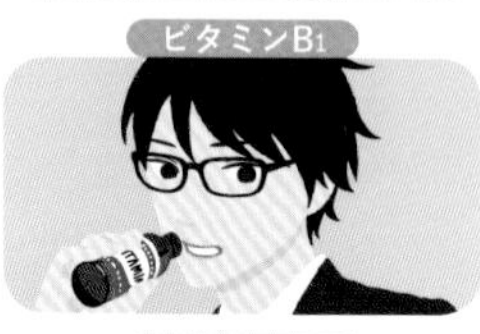

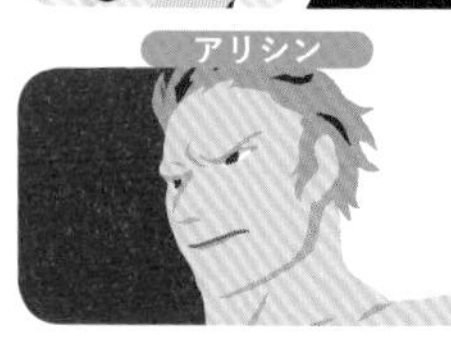

なーんか疲れてそうだけどちゃんとごはん食べてる？　疲労回復にはエネルギー源になる糖質をきちんと摂ることが大事だよ。あとはビタミンB_1！　糖質や体に溜まった疲労物質をエネルギーに変えることができるからね。硫黄化合物のアリシンは、ビタミンB_1の疲労回復効果をサポートするから、一緒に摂ると効果バツグン！

おすすめ料理

薬味そば／豚肉のすりおろしにんにく炒め

目が疲れた…

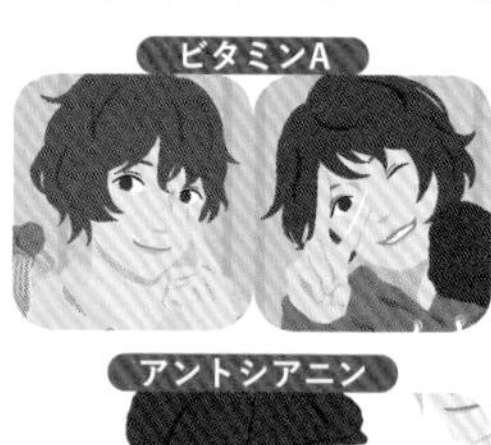

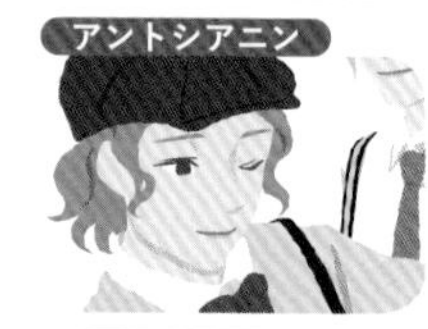

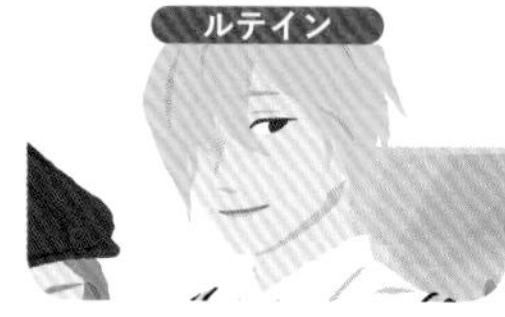

パソコンやスマホで休みなく目を使ってるって人、多いんじゃないかな？　目が乾燥して傷つくことになっちゃうんだよ。そうならないために、目のうるおいを保つビタミンAをしっかり摂ろう！　あと、カロテノイドの1つであるアントシアニンは視力を回復させてくれるし、ルテインも目の病気を防いでくれるよ。覚えておいてね！

おすすめ料理

にんじんとなすのみそ炒め／ブルーベリー

ちょっと風邪気味かも…

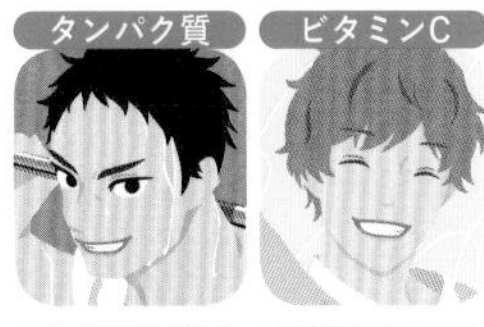

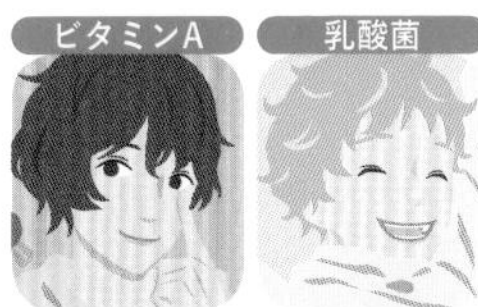

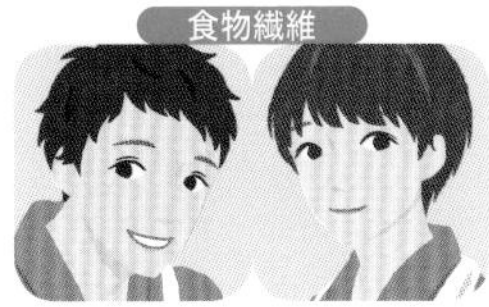

風邪のときは、しっかり食べること！　まず、病原体と戦う免疫細胞の材料になるタンパク質は必須でしょ。それに、ウイルスや細菌の侵入を防ぐ白血球を助けるビタミンCや、鼻やノドの粘膜の材料になって、ウイルスや細菌を防ぐビタミンAも忘れないでね！　免疫細胞を元気にする乳酸菌や、腸内細菌のエサになる食物繊維も重要だよ！

おすすめ料理

鶏肉のクリームシチュー／キウイヨーグルト

なんかイライラする！

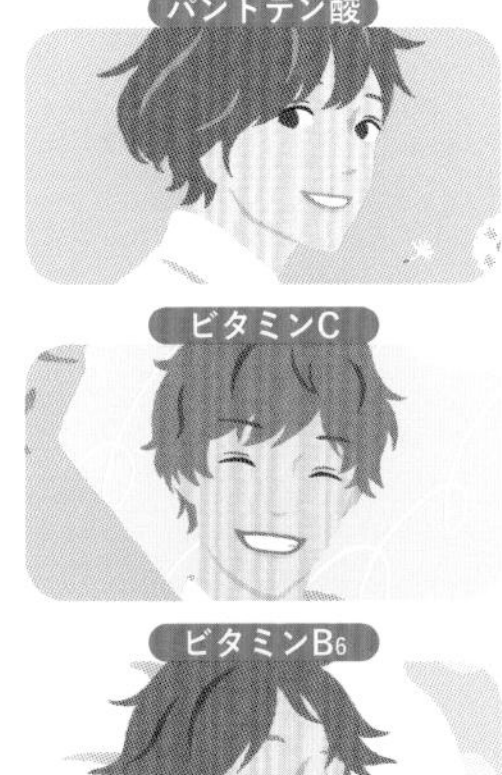

イライラしたり精神的に不安定になったり、ストレスって、みーんな抱えているよね……。そんなときは、パントテン酸やビタミンCを頼ってみたら？　彼らはストレスをやわらげる副腎皮質ホルモンをつくるのに必要な栄養素だからね♪　あとは、ビタミンB_6にも注目してみて。彼は精神を安定させる機能性成分のGABA（ギャバ）づくりを促進させるんだよ！

おすすめ料理

マグロとアボカドのサラダ／鶏ささみとパプリカのサラダ

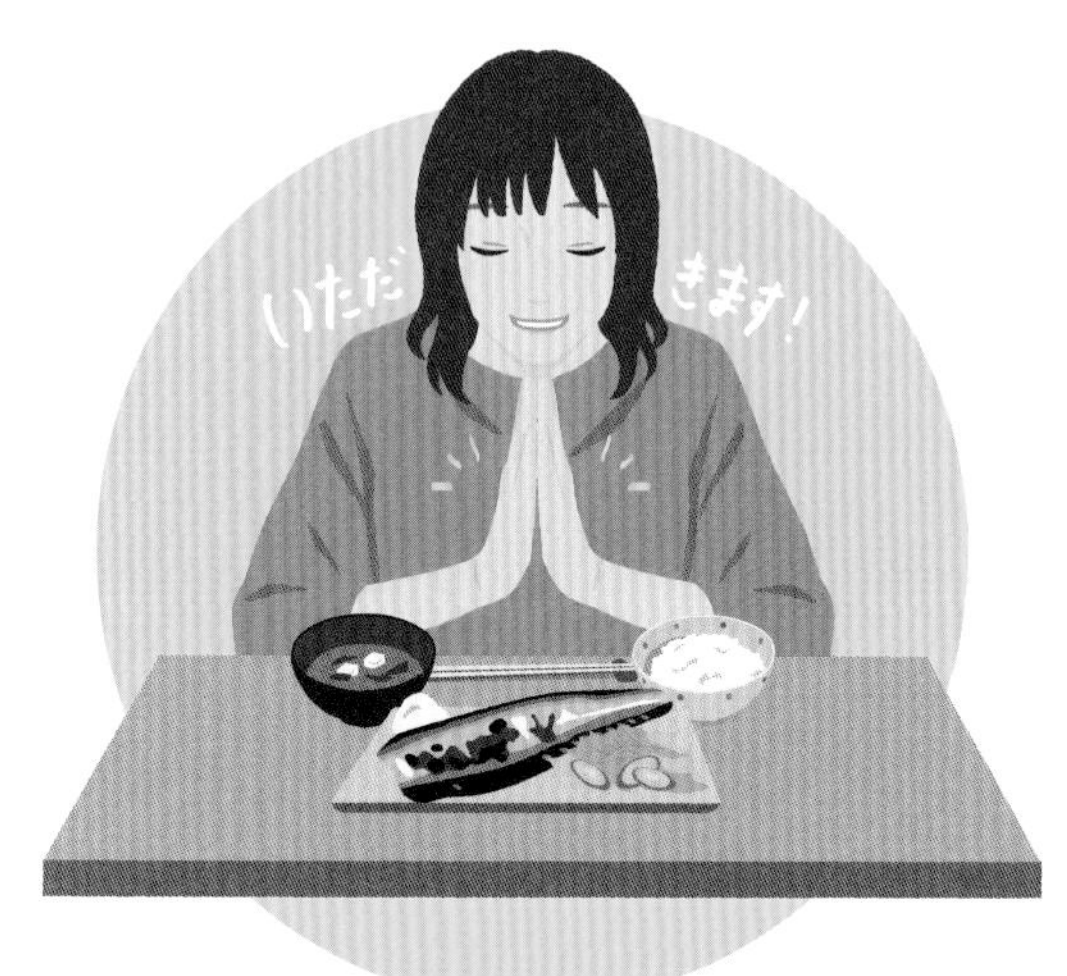

栄養素は

バランスよく摂ろうね！

参考文献

『食品成分最新ガイド 栄養素の通になる 第4版』(女子栄養大学出版部)／『あたらしい栄養事典』(日本文芸社)／『からだにおいしい あたらしい栄養学』(高橋書店)／『世界一さら～っとわかる栄養学』(高橋書店)／『栄養素図鑑と食べ方テク』(朝日新聞出版)／『眠れなくなるほど面白い 図解 栄養素の話』(日本文芸社)／『世界一やさしい! 栄養素図鑑』(新星出版社)／『キャラで図解! 栄養素じてん』(新星出版社)／『マンガでわかる 栄養素の基本』(エイ出版社)／『栄養指導にすぐ活かせる イラスト 機能性成分入門』(メディカ出版)／『食品成分表2019』(女子栄養大学出版部)／『食べることがめちゃくちゃ楽しくなる! 栄養素キャラクター図鑑』(日本図書センター)